질적 연구 방법 총서 12

Selecting Ethnographic Informants

문화기술적 연구를 위한 정보 제공자 선택

지 음 Jeffrey C. Johnson, East Carolina University

옮 김 이명선, 김증임, 이윤선

군자출판사

질적 연구 방법 총서 12

문화기술적 연구를 위한 정보 제공자 선택

SELECTING ETHNOGRAPHIC INFORMANTS

첫째판 1쇄 인쇄 | 2010년 6월 15일
첫째판 1쇄 발행 | 2010년 6월 30일

지 은 이 Jeffrey C. Johnson
옮 긴 이 이명선 · 김증임 · 이윤선
발 행 인 장주연
편집디자인 민영선
표지디자인 이지선
발 행 처 군자출판사
등 록 제 4-139호(1991. 6. 24)

본 사 (110-717) 서울특별시 종로구 인의동 112-1 동원회관 BD 6층
Tel. (02) 762-9194/5 Fax. (02) 764-0209
대 구 지 점 Tel. (053) 428-2748 Fax. (053) 428-2749
광 주 지 점 Tel. (062) 228-0252 Fax. (062) 228-0251
부 산 지 점 Tel. (051) 893-8989 Fax. (051) 893-8986

www.koonja.co.kr

* 파본은 교환하여 드립니다.
* 검인은 저자와의 합의 하에 생략합니다.

ISBN 978-89-6278-306-3

정가 10,000원

편집인의 소개글

넓은 과학 학문 분야에서 질적 연구가 그 영역을 확립하게 된 이유 중의 하나는 사람들이 자신의 삶에 관해서 가족이나 친구뿐 아니라 전문가인 이방인들에게도 이야기한다는 다행스런 사실로 거슬러 올라갈 수 있다. 질적 연구가 성공적이려면 관찰자와 피관찰자 간의 결속이 잘 되어 있어야 한다. 사회 조사 연구를 수행할 때 연구자는 비교적 짧은 기간 내에 정서적으로 별로 친밀하지 않은 관계 속에서 "응답자"와 연결된다. 그러나 지속적인 참여 관찰이 필요한 연구 설계에서는 이러한 관계가 확장되면서 각자의 개인적 이력이 발전하게 된다. 전통 사회를 탐구하건 길모퉁이 사회를 탐구하건 탐구 장소와 상관없이, 전통적인 문화기술자는 "주요 정보 제공자"와 "통역자" 그리고 지역민들의 혜택을 보고 있음을 알 수 있다. 그런데 질적 연구를 보고하는데 있어서는 정보 제공자가 어떻게 자발적으로 연구에 참여하게 되었는지 그리고 이들의 도움을 얻기 위해 연구자가 어떻게 접촉하게 되었는지에 관해서는 매우 모호하다. 사실상 현장 연구 방법의 일부는 아주 운이 좋은 문화기술자가 책임감과 식견을 지닌 우호적인 정보 제공자를 발견하는 데서부터 나온다.

*문화기술적 연구를 위한 정보 제공자 선택*이라는 세이지 질적 연구 방법 시리즈 제 22권에서, 저자인 Johnson은 현대 연구자들이 정보 제공자로부터 정보를 어떻게 얻는가? 혹은 어떻게 이들과 잘 어울리는가에 대해서 아는 것만으로는 충분하지 않다고 주장한다. 오늘날 신뢰성의 기준을 맞추려면 정보 제공자가 그 문화에 적합한 사람인지 정확하게 아는 것도 추가적으로 필요하다. 따라서 이 책은 문화기술자가 정보 제공자를 선정할 때 사회적 네트워크 내에서의 정보 제공자의 구조적 위치와 조직 내에서의 기능적 역할 및 지식 능력에 관해 알아야만 하는 절차를 보여준다.

Johnson은 정보 제공자 선택에서 두 개의 틀을 제시한다. 하나는 *논리주도적인 접근*이다. 이는 연구자가 사전에 정보 제공자들이 가지고 있어야만 하는 지위와 문화적 역량을 결정하면서 시작한다. 둘째는 *자료-의존적인 접근*이다. 여기에서는 연구자가 현장을 먼저 탐색한 다음에 네트워크를 형식적으로 분석한다. 예를 들면 다차원적 척도나 요인 분석 등을 통하여 잠재적인 정보 제공자들의 사회적 영향력을 알아낸다. 그 다음 정보 제공자의 성격, 감정이입 능력, 가용성 등 기타 특별한 개인 속성과 관련된 쟁점들을 다룬다. 이러한 단계에서 저자는 신뢰 형성이라는 기준에는 잘 맞아 떨어지면서도 실제로는 자격이 없는 정보 제공자들에게 안주하지 않게 도와준다.

지난 수 십년 동안 질적 연구가 발전함에 따라 문화기술적 글쓰기뿐만 아니라 자료 수집과 분석 방법이 향상되었다. Johnson은 정보 제공자를 찾는 측면의 방법론적 지식을 넓혀주고 있다. 저자는 "해야 할 일을 하지 않으면서 좋은 결과가 나올 것이라고 믿는 맹신주의"가 이론적 통찰력을 어떻게 파괴하는지 예리하게 인식하면서, 문화기술적 정보 제공자를 표본 추출하는 조화로운 전략을 제공하고 있다. 유비무환이다. 준비가 되어 있으면 걱정할 것이 없다.

역자 서문

질적 연구에서 연구 참여자의 선택은 매우 중요한 요소이다. 그 이유는 질적 연구가 연구자의 견해보다는 연구 참여자들이 가지고 있는 세계와 견해에 더욱 관심을 두고 초점을 맞추기 때문이다. 질적 연구에서는 연구 참여자의 수가 양적 연구만큼 중요하지 않다. 그러나 좋은 연구 참여자를 선택하는 것은 연구 결과의 타당성 확보를 위해 매우 중요한 요소이다. 이러한 의미에서 질적 연구에서의 표본 추출은 양적 연구에서 만큼이나 중요한 요소가 된다.

질적 연구에서 지향하는 표본 추출은 목적적 표본 추출이다. 다시 말해서 연구의 목적에 따라서 혹은 자료가 수집되면서 중요하다고 여겨지는 것들이 나타나며 이에 기초하여 표본을 추출한다. 하지만 이러한 표본 추출에 대한 구체적인 전략에 대해서는 문헌에서 그다지 자세하게 다뤄지지 않고 있다.

이 책은 문화기술적 연구에서 정보 제공자를 어떻게 선택하는 것이 좋은지에 대한 방법들을 구체적으로 제시한다. 저자는 논리주도적인 틀을 이용하는 방식과 새롭게 창출되는 틀을 이용하는 두 가지 방식을 제시한다. 즉 미리 이론이나 논리에 근거한 틀을 이용하여 정보 제공자를 선택하는 논리주도적 방식과 자료가 수집되어 분석되면서 나타나는 의미 있는 지표에 근거하여 선택하는 방식이 있다. 한편 많은 연구에서 이 두 가지 방법을 혼합하여 사용함으로써 효과적으로 정보 제공자를 선택하게 되는데, 이 책에서는 이러한 다양한 전략들을 기술하고 있다. 특히 이 책에서는 다양한 종류의 정보 제공자를 선택하는 사례들을 보여주고 있어서 독자들에게 크게 도움을 줄 것이다. 한편, 이렇듯 다양한 전략은 문화기술적 연구뿐만 아니라 다른 모든 질적 연구에도 해당되는 전략이라고 보기 때문에 모든 질적 연구자들에게 도움이 될 것이라 여긴다.

이 책은 *대한질적연구학회*에서 진행하는 번역 사업의 하나로 질적 연구자들에게 또 하나의 요긴한 방법에 관한 참고 문헌으로 남기 바란다. 출판을 위해 수고해 주신 군자출판사 사장과 관계자 여러분 모두에게 고마움을 전한다.

2010년 5월

대표 역자 이명선

목 차

문화기술적 연구를 위한 정보 제공자 선택

Selecting Ethnographic Informants

Jeffrey C. Johnson
East Carolina University

1. 문화기술지에서 분명한 것

정의

Agar(1980)는 *Professional Stranger*라는 자신의 책 서두에서 사회학자와 연구 대상자들 간의 협력의 중요성을 언급하였다. 그리고 그 협력의 주요 목적은 정보의 교환이며, 이 협력 관계는 "우연히 만나서 이루어지기도 하지만 의도적으로 구성되기도 하는 관계로서 문화기술적 현장 연구의 핵심을 이룬다"(p. 1)라고 언급하였다. Agar의 문화기술적 현장 연구에 관한 이러한 견해에 대한 동의 여부와는 관계없이, 문화기술자가 탐구하는 바로 이러한 사람들이 자료의 귀중한 원천임에는 틀림없다. 질적 연구 방법 시리즈에 추가된 이 책은 제목에서 제시한 바와 같이 이들 협력 관계의 의식적인 구축을 둘러싼 기본적인 쟁점, 특히 교환되는 정보의 속성과 관련된 쟁점에 초점을 맞출 것이다. 이 책은 전반적인 문화기술적 연구를 기획하는데 있어서 한 가지 측면에 초점을 두고 있는데, 소위 Kirk와

Miller(1986)가 "기회 포착"이라고 언급한 것으로서 현장 연구를 상세하게 계획하는 것이다.

여기서 나는 제목을 가능한 한 단순하면서도 직접적으로 표현하였지만, 내가 의미하는 바를 더욱 정확하게 밝히고 정의하고자 한다.

선택: 앞으로 이해해야 할 세 가지 단어 중에서 가장 단순한 것이다. 이는 명확하게 기술된 과정을 기초로 목적적으로 혹은 의식적으로 선택하는 것을 말한다.

문화기술적: 이는 다소 모호한 용어이다. 문화기술지는 어떤 수단이자 목적 혹은 과정이자 결과물로 보아왔다 (Agar, 1980; Van Maanen, 1988). 참여 관찰과 같은 문화기술적 연구 과정은 방법이라기보다는 전략으로 이루어진다 (Bernard, 1988). 이처럼 문화기술적 연구는 질적 방법과 양적 방법 모두를 포괄하는 다양한 접근을 포함할 수 있고 또 그렇게 해야만 하며 (Bernard, 1988; Fielding & Fielding, 1987; Pelto & Pelto, 1979), 자료는 일차 자료와 이차 자료 (기록물) 모두를 포함한다. 문화기술적 연구의 궁극적인 목적이나 산물은 한 사회와 문화 및 배경의 총체적 측면을 문서로 보고하거나 설명하는 것이다 (Agar, 1980; Van Maanen, 1988).

정보 제공자: 여기에서는 연구 대상자를 피실험자, 응답자, 혹은 정보 제공자로 분류하는 관례를 따랐다. 비록 이 세 가지 분류는 공식적인 것 (피실험자)에서부터 비공식적인 것 (정보 제공자)에 이르는 연속선 위에서 그려볼 수 있지만, 한 개인은 동시에 혹은 순차적으로 세 가지 종류가 다양하게 조합되는 사례들 속에 분명 존재한다. 예를 들어, 한 개인은 응답자에서 시작해서 결과적으로는 정보 제공자의 역할을 담당할 수 있다.

피실험자는 일반적으로 보다 형식적이거나 실험적인 맥락과 관련된다. 그런 경우에 어떤 피실험자는 실험실 상황에서 인지적이고 지각적인 작업을 수행하거나 혹은 몇몇 자극에 대하여 반응하도록 요청받을 수 있다. 반면에 응답자는 일반적으로 더욱 구조화되거나 형식적인 조사에 답하는 대상자로 여겨진다. 그런 응답자는 무작위로 선택될 수 있고 실험 세팅이 아닌 장소에서 보다 자연스럽게 면담을 할 수 있다. 마지막으로 정보 제공자는 자연적인 상황에서 좀 더 반구조화된 내용이나 비공식적이고 심층적인 내용에 관하여 자세하게 면담하게 된다. 정보 제공자는 이들의 특성에 따라 선정된다. 예를 들면 정보 제공자들이 갖는 어떤 특정한 정보나 지식과 같은 속성에 근거하여 선정되는 경우가 종종 있으며 그런 특징들은 그 자체가 사회적 위치, 조직 내 지위, 또는 문화적 지식에 대한 이해와 같은 기능을 한다. 또한 개개인은 피실험자, 응답자 그리고 정보제공자의 세 가지 역할을 모두 수행할 수 있다. 피실험자가 심층 면담을 위해 선정될 때에는 실험 작업에 대한 그의 접근에 근거하여 정보 제공자가 될 수 있다. 응답자라 할지라도 조사 과정 중에 특정 속성 (예, 직업과 사회적 지위)이 확인되면 정보 제공자로 바뀔 수 있다.

궁극적으로 이 책에서는 다양한 방법의 문화기술적 접근이라는 맥락에서 정보 제공자 선택을 위한 이론적 근거와 과정을 토론하는 것에 초점을 두었으며, 계속되는 페이지마다 어떤 것이 문화기술적 연구에서 체계적인 것인가를 고찰할 것이다. 그렇다고 문화기술적 과정에서 임기응변이나 뜻밖의 발견이 아무런 역할도 하지 않는다는 의미는 아니다. 어느 누구도 행운, 임기응변, 뜻밖의 발견, 우연, 그리고 운명이 가장 과학적인 기획에서조차 나름의 역할을 담당해왔음을 부인할 수 없다 (Kirk & Miller, 1986). 비록 이들이 문화기술적 연구의 불확실한 영역으로 남아 있음에도 불구하고 말이다. 하지만 행운이란 목적을 위해 계획되지 않는 것들이므로, 책에서 이들을 설명하기는 어렵다. 그러나 과학 내 발견에서 명백하게 중요한 측면을 차지하고 있는 행운과 임기응변들은 명백하게 진술된 이론 및 방법과 관련지어 놓을 필요가 있으며, 이것이 바로 우리가 다룰 방법론적이고 인식론적인 쟁점들이 된다.

문화기술적 연구의 질과 양

사회학이나 인류학의 일부분에 있어서도 문화기술적 전략은 양적 방법 보다는 다양한 질적 방법과 상당히 연관되어 왔다. 비록 두 가지 방법을 연결하는데 초점을 둔 방법서들이 있지만 (Bernard, 1988; Fielding & Fielding, 1987; Pelto & Pelto, 1979; Van Maanen, 1983), 현장 연구, 참여 관찰, 그리고 문화기술적 연구는 질적인 방법들과 함께 보다 자유로이 발전하여 왔다. 문화기술적 연구는 "심층적 기술"(Greetz, 1973)과 "해석적 행위"(Van Maanen, 1988)와 같은 용어로 다양하게 기술되어 왔다.

이러한 관련성에 관한 좋은 사례와 여기서 유래한 양적/질적 논쟁들은 1986년 *American Behavioral Scientist*라는 학술지에 게재된 두 개의 논문에서 찾아볼 수 있다. 하나는 "Ethnographic and Qualitative Research Design and Why It Doesn't Work" (Borman, LeCompt, & Goetz, 1986)이고, 또 다른 하나는 "What Quantitave Research Is and Why It Doesn't Work" (Krenz & Sax, 1986)이다. Borman 등 (1986)의 비평에 따르면, 질적 방법, 특히 문화기술적 연구 방법은 너무 주관적이고 가치의존적이고 반복할 수 없고 일반화할 수 없으며 결론이 하찮고 내적 타당성이 결여되어 있고 경험적이지 못하고 엄격하지도 못하고 체계적이지도 못하여 (즉 비과학적이어서) 그 어떤 것도 증명하지 못한다는 것이다. 반대로 Krenz와 Sax(1986)는 양적 연구에 대하여 공격하였는데, 즉 측정과 "실재"가 거의 일치되지 않아서 그러한 연구는 교육 실무 맥락에 사용할 수 있는 유용한 "진실"을 창출해내지 못한다고 보았다. 이들은 또 통계에 대한 엉성한 이용과 원인과 결과에 대한 이해 부족이라는 내재적인 문제들을 품고 있다고 비난하였다.

이러한 공격과 반격은 사회과학에서 실증주의자와 주관주의자 간에 나타나는 계속적인 논쟁거리이다 (Pinxten, 1981). 그러나 사회과학 이론의 폭 넓은 범위를 탐구하는 과정에 있어서 이런 접근들이 각기 배타적이라고 보지 않고 중간적인 입장을 취하는 학자들이 있어 다행스럽게 생각한다 (Kirk & Miller, 1986; Miles & Huberman, 1984; Pinxter, 1981; Whyte, 1984).

질적 연구의 규칙을 찾아서

Borman 등 (1986)에 따르면, "질적 연구는 연구 과정에 엄격한 규칙이 없다는 비난을 받는다. 자료 수집에 대한 계획과 방법이 사전에 구체화되어 있지 않으며 변수들은 측정할 수 없거나 조작적 용어로 정의되지 않은 것처럼 보인다" (p. 52). 질적 연구에 대한 이러한 인상은, 특히 인류학 분야 안에서는, 전통적으로 문화기술적 연구를 수행하는 학생들을 위한 방법론적 훈련을 재검토해 보면 이해가 된다. 이에 대하여 McCracken (1988)은 방법론이란 "설사 있다고 해도 거의 없다" 라고 특징지었다.

두 개의 이야기가 인류학의 이런 전통을 조명하는데 도움을 준다. *Research Methods in Cultural Anthropology*의 첫 장에서 Bernard (1988)는 우리 학문이 "지금까지 배출한 최고의 문화기술자 중의 한 사람" (p. 9)으로 꼽히는 Charles Wagley를 언급하면서 그가 언급한 이야기와 관련하여 Bernard는 다음과 같이 설명하였다. Wagley (1983)는 인류학의 선구자 중의 하나인 Alfred Kroeber에게 현장 연구 방법을 가르치는데 도움이 될 만한 내용에 대한 조언을 구하였다. Wagley는 좀 더 건설적인 도움을 기대했지만, Kroeber는 "누군 할 수 있지만 누군가는 할 수 없지" (p. 1) 라고 대답하면서 더 이상 할 말이 없다고 잘라 말하였다. 이와 관련하여 Wagley는 후에 말하기를, Kroeber가 현장 연구 방법에 관한 과목을 가르치긴 했지만 그 내용이나 구성에 대해 현재 기억나는 게 거의 없으며, Kroeber가 그 이후 다시는 그걸 가르치지도 않았다는 것이다.

이와 유사한 이야기가 Agar (1980)의 *The Professional Stranger* 책의 2쪽에 걸쳐 전달되고 있다. Agar에 따르면 1960년대 버클리 대학원생들의 전통은 다음과 같았다고 한다:

한 여학생이 대학원 1학년 말쯤에 여름 학기 동안 인디언 집단을 연구하기 위해 학과로부터 수백달러를 지원받았다. 어느 누구도 문화기술적 연구를 어떻게 수행하는지에 대하여 말해주지 않았고 인디언 집단의 위치도 알려 주지 않았다. 그 여학생은 조언을 구하기 위하여 떨리는 가슴으로 손에 땀을 쥐면서

Kroeber의 연구실을 찾아갔다. 열린 문을 몇 개 통과한 후에 연구실로 들어가 초조해 하면서 목을 가다듬었다. Kroeber는 타이프를 치고 있었고 이 학생을 채 일 분도 쳐다보지 않았다. 학생은 자신의 딜레마를 설명하며 조언을 구하였다. Kroeber는 "글쎄"라고 말한 뒤 타이프를 계속치면서 "노트와 연필을 사두는게 좋겠어" (p. 2) 라고 대답하였다.

이 이야기들이 사실이든 아니든 간에 두 이야기 모두 문화기술적 연구를 수행함에 있어서 명백하고 확인가능하고 전달할만한 절차들이 일반적으로 결여되어 있음을 나타낸다. 이러한 "불의 시련"과 같은 접근, 즉 스트레스 속에서도 일을 잘 수행하는지 그 능력을 테스트하는 것과 같은 접근은 현장 연구에 대한 신비감을 더해 주지만 풋내기 연구자를 도와주지 못하고 회의주의자들이 (예, 연구 지원 기관) 문화기술적 접근의 중요한 특성을 이해하는 데에도 도움을 주지 못한다 (Miles & Huberman, 1984). 이와 같이 문화기술적 방법이 제대로 기술되고 정의되지 않은 채 지속되면서 전략적 지식은 좀처럼 축적되지 못하였다 (Miles & Huberman, 1984).

다행스럽게도 최근 들어 연구 절차를 기술할 뿐만 아니라 장단점을 알려주는 문화기술적 전략을 탐구하는 책과 논문들이 늘어나는 것을 볼 때 인류학이 변화하고 있음을 알 수 있다. 또 문화기술적 연구에 관한 최신의 논의들이 철학적 견지가 총망라된 범위로 확장되었다는 것은 흥미로운 사실이다 (Marcus, 1986; Bernard, 1988).

사회학에서도 처음에는 표준화된 방법이나 분명한 문화기술적 방법이 부족했다 (Kirk & Miller, 1986). Kirk와 Miller (1986)가 언급한 바와 같이 Anderson은 아마도 사회학에서는 첫 번째 참여 관찰자일텐데, 그는 "내가 Park에게서 얻은 가르침 중에서 유일하게 생각나는 것은 신문기자가 하는 방식처럼 보고 듣고 알게 된 것만을 기록하라"(p. 40)는 것이라고 말하였다. 그 이후 문화기술자의 자격과 방법에 대하여 더욱 유익한 논의가 이루어졌다 (Adler & Adler, 1987). 미국 도심 현장 곳곳에 군림한 지배력과 결부되는 "사실들(facts)"을 찾아내는 것을 강조한 시카고 학파의 전통은 이국적인 것들 즉, 비서구적인 미개 사회를 연구했던 인류학자와는 달리 광범위한 요인에 관심을 갖게 하였다. 사회학자들은 자신의 연구 결과를 학문적 동료뿐만 아니라 모국에 대해서도 방어해야만 하였다. 결국 사회학자들이 탐구한 대부분의 연구 대상자들은 지식인들로서 문화기술적 연구 결과물을 읽을 수 있는 사람들이었다. 더욱이 사회학자 동료 집단은 그들이 연구한 문화나 사회의 구성원들로 이루어져 있어 구성원들 대부분이 자기 스스로를 증명하는 전문가인 셈이었다. 이로 인해 사회과학 내의 문화기술적 연구자들은 자신의 연구 결과에 대하여 그다지 당당하게 주장을 펼칠 수 없었으며, 이에 따라 사회학자들은 문화기술적 방법을 더욱 솔직하게 기술해야만 했는데, 이는 자신의 연구 결과를 방어하는데 매우 중요했기 때문이다.

마지막으로 가장 중요한 부분으로 문화인류학은 학문에 있어 어떤 뚜렷한 양적 연구 운동을 전혀 경험해 본 적이 없으나 사회학에서는 현저하게 양적 연구가 주도적이었다는 점에 주목하고 싶다. 문화기술적 연구를 수행하는 사회학자들은 자신이 선택한 연구 전략을 사회학에서 방어해야만 했는데, 그 이유는 사회학내에서는 문화기술적 연구가 덜 과학적이고 덜 신뢰할 만하고 내적 타당도와 외적 타당성도 부족할 뿐 아니라 반복할 수 없다고 여겼기 때문이다. 그렇다고 질적 연구를 이용하는 사회학자들이 공식적인 과학의 견해를 즉각적으로 받아들였다는 말은 아니다; 절대로 그러지 않았다. 이들은 두 가지 접근 방법을 비교하고 대조하는 사실상의 대화를 통해서 자신의 연구 방법을 상당히 명확하게 표현할 필요가 있었으며 적어도 인류학자들이 했던 것보다 더욱 활발하게 각 방법에 대하여 인식론적이고 철학적인 장점들에 관해 논쟁할 필요성을 크게 깨달았다 (Kirk & Miller, 1986). 이런 논쟁을 위한 포럼이 현장, 저널, 전문가 회의, 심포지움, 심지어 학과 미팅에서도 이루어졌다. 문화인류학은 McCracken (1988)이 지적한 "1960년대와 1970년대 사회과학에 널리 보급된 실증주의의 쇠퇴" (p. 14)에서는 근본적으로 벗어나 있어서, 문화기술자들은 문맹 현지인이나 인류학 동료들로부터 자신을 방어하지 않아도 되는 처지에 안주할 수 있었다. 질적 접근법에 관한 책에서 Miles와 Huberman (1984)도 질적 연구 방법이 명확하게 기술되지 않았음을 인정하였다.

질적 연구를 보고한 대부분을 보면 방법론 부분이 적다. 즉 분석과 접근법에 관한 방법론적 논문이 거의 없었다. 우리가 생각하기에 질적 분석 기술을 발전시키고자 하는 모든 사람들은 타인으로부터 배워 온 것들을 교환하려고 시도한 동료들에게 신세를 지고 있다. 우리는 질적 자료로부터 도출해 낸 논문이나 책에 방법론적인 것을 더욱 강조하라고 강력하게 조언하고 교과 과정에서도 훈련 방법에 관한 보고서를 보다 많이 기술할 것과 분석 기술을 성공적으로 확장시키는 워크숍을 개최할 것을 격려한다.

잠시 본론에서 벗어나 나는 여기에서 인류학 발전에 기여한 중요한 방법론적 업적들이 전혀 없었다고 말하는 것이 아님을 밝힌다. 이와는 반대로 민속과학이나 "신 문화기술지" 에서 나온 많은 초기 저작과 인지 인류학에서 나온 최근의 저작은 방법론을 명확하게 만드는데 중대한 공헌을 하였다 (Boster, 1986; Boster & Johnson, 1989; D'Andrade, 1976; Garro, 1986; Metzger & Willians, 1966; Tyler, 1969). 그 외에도 Pelto와 Pelto (1979)의 초기 업적과 최근에 이뤄진 Bernard (1988)의 업적은 인류학에 있어 더욱 분명한 문화기술적 전략의 필요성을 인식하였음을 보여준다.

실무자와 외부인들 (예를 들어 자금지원 기관들) 모두에게 덜 신비롭고 보다 잘 접근할 수 있는 문화기술적 방법으로 만드는 중요한 요소는 문화기술자로서 우리가 알게 된 것을 어떻게 알게 되었는지에 대한 보다 개방적이고 명쾌한 토론이라고 생각한다. 이러한 목적을 향한 작은 발걸음은 이론적 방법론적 토대 위에서 정보 제공자 선택 절차들에 관하여 더욱 주의 깊게 기록해야 할 필요성을 인식하는 것이다. Werner와 Schoepfle (1987)이 지적한 바와 같이 그동안 이와 같은 인식이 거의 이루어지지 않았기 때문이다.

문화기술적 현장 작업을 위한 컨설턴트 선정은 종종 신비로 덮여 있다. 피면담자 수를 분명하게 언급한 문화기술자는 거의 없었다. . . 문화기술자는 자신이 말을 건 사람을 어떻게 선택하였는지에 대해서도 설명하기를 꺼려한다. 이렇게 꺼리는 이유는 이해할만하다. 왜냐하면 문화기술적 표본들은 대개 우연히 얻어지기 때문이다. 문화기술자들은 협조에 동의한 사람들과 면담한다: 이

는 마치 어떤 구실처럼 보이지만 때로는 이것이 사실이다.

한편, 정보 제공자 선택에 대한 근거에 대하여 명확하게 토론하지 않는다는 것은 문화기술적 연구들을 비교하는데 방해가 된다. 그럼 이제 그 비교 가능성으로 되돌아 가 보자.

반복과 문화기술적 연구: 반복의 사회학

과학의 중요한 측면은 반복 가능성으로서 이는 반복 실험과 관찰 등을 통해 얻어진 연구 결과들에 대한 독립적인 검증을 말한다 (Brim & Spain, 1974). 반복은 과학의 중요한 구성 요소 중의 하나이지만 아주 매력적인 것도 아니고 이러한 연구로 명성을 얻는 것도 분명 아니나. 아마도 과학에서는 가장 따분한 부분일 것이다. 그럼에도 불구하고 반복은 중요하다.

이런 점을 설명한 가장 최근의 예는 상온핵융합 (cold fusion)에 관한 논쟁이다. 융합이 실온에서 이루어질 수 있다는 선언은 과학사회 구성원들에게 커다란 소동이었다. 이렇게 믿을 수 없는 발견을 주장한 연구자는 Stanley Pons와 Martin Fleischmann 두 화학자였다. 그들의 발표 이후 곧 세계 전역의 실험실에서 원래 연구에 대한 반복 실험이 서둘러 진행되었다. 한 실험실에서는 반복할 수 있었다고 주장했지만 다른 곳에서는 그 결과를 반복할 수가 없었다. 두 연구자의 주장에 관한 의구심을 나타내는 증거들이 모이기 시작하였다 (Waldrop, 1989).

원래의 결과를 반복하지 못한 것은 Pons와 Fleischmann의 실험 설계가 불충분하게 발표되었다는 비판이 부분적으로 제기되었다. 비윤리적이고 비과학적인 행동에 대한 비난도 일기 시작하였다. 화학자들이 대구모 연구 기금을 받기 위해 자신들의 결과를 통상적인 동료 간의 과정 즉, 과학 저널을 통해서 발표하지 않고 대중 포럼에서 미숙하게 발표하였다는 소문이 퍼졌다 (Crawford, 1989). 앞으로 상온핵융합이 사실로 입증되든 허구로 입증되든지 간에 반복을 통한 독립적인 입증의 중요성은 부정할 수 없게 되었다.[1]

만약 상온핵융합이 별도의 독립된 실험실에서 반복적으로 동일한 결과를 나타냈다면 Pons와 Fleischmann은 노벨상을 탔을 것이다. 과학 혁명이 일어났을 것이며 교과서를 다시 써야 했을 것이고 이를 통해 축적된 지식은 우리를 더욱 위대한 발견으로 이끌었을 것이다. 그러나 결과의 사실 여부와 관계없이 Pons와 Fleischmann은 열성적으로 반복 연구를 시도했던 많은 연구자들보다 더 큰 유명세를 타게 되었다. 아니 악명이 높아졌다고 해야 마땅할 것이다. 그러나 반복 연구를 수행한 개인 연구자와 실험실의 이름은 알려지지 않을 것이고 특히 일반인에게는 더욱 알려지지 않을 것이다. 비록 과학에 소중한 서비스를 제공했다 할지라도 반복 연구자는 노벨상은 차치하고라도 학문적으로도 거의 주목을 받지 못한다. 이와 같이 반복 연구는 필수 불가결한 것이긴 하지만 경력에는 어떠한 보탬도 되지 못한다 (In Search of the Double Helix 라는 책에서 좋은 예를 보여 준다).

혁신은 학문의 최첨단 혹은 선두에 있는 것으로서 많은 학자들에게 중요하며 충족되어야 하고 최대로 보상되어야 하는 것이다.[2] 그러나 연구 결과에 대한 독립적인 검증이 반드시 이루어져야만 지식이 축적되고 이론이 발전한다 (Romney, 1989). 따분하기는 해도 자연과학에서는 반복 연구가 일상적으로 행해지지만 사회과학에서는 거의 이루어지지 않는다. 왜 그런지에 대한 이유는 명예나 경력의 문제보다 훨씬 더 복잡하다. Pelto와 Pelto (1979)는 인류학 내 반복 연구의 결여를 이해하는데 있어서 명예나 경력의 중요한 역할에 대해 분명하게 언급하였다:

> *많은 인류학적 업적의 핵심적인 취약점은 연구가 재생산되지 않는다는 것이다. 가끔씩 연구를 깔끔하게 마친 사회과학자들은 그 결과를 출판하고 후속 단계에서는 이 연구와 조금 관련된 다른 어떤 영역으로 이동한다. 그런데 이들은 그 결과를 비판적으로 재조사하기보다는 성공적인 설명 모델로 확장해 나가고자 한다. 사회과학 분야내에 미흡한 방법론을 조장하는 중요한 특색들이 있음을 찾아보기란 그리 어렵지 않다. 출판에 대한 압력과 새롭고 기발한 개념화 창출에 대한 압력은 연구를 미숙한 상태로 종결짓게 만든다. 그리고 사회과학 분야에서는 끈기 있는 탐구와 재생산 및 중복 연구에 대한 보상이 거의 없다. 인류학자는 반복적인 관찰 연구에 대한 칭찬을 듣기는 커녕 "그것은*

이미 10여년 전에 ____ 에 의해 이뤄지지 않았나요?" 라는 비난을 자주 듣는다 (p. 286).

사회과학에서 반복 연구가 실행 가능한지 혹은 이것이 관심의 대상이 되어야만 하는지에 대한 논쟁은 매우 중요하다. 이것의 일부는 어떤 견해, 예를 들면 질적 연구는 재생산해 내기 어렵다는 관점에서 찾아볼 수 있다 (Jick, 1983). 어떤 연구자가 반복 연구를 시도하고자 해도 흔히 저자가 제공한 방법과 연구 설계가 제한적이어서 반복이 현실적으로 불가능하다 (Miles & Huberman, 1984). Pelto와 Pelto (1979)가 보고한 바와 같이 Gloscock와 Kimble은 연구 방법과 설계에 대한 상세한 보고를 위해 인류학 논문 400 편을 분석하였다. 이 중에서 3%만이 반복가능한 충분한 정보를 제공하였다. 즉 어떤 연구를 반복할 수 있으려면 연구자가 연구 내용에 대한 명확한 조작적 정의와 (Bernard, 1988) 연구 실행에 대한 상세한 내용이나 실제로 행해진 것에 대한 사세한 설명을 제공했는가가 기본적인 관건이 된다 (Lastrucci, 1963).

특히 인류학에서는 문화기술적 연구에 대한 반복의 결여로 악명이 높다. 반복 결여의 이유로 반복 연구의 노력에 대한 대가가 부족하다는 점과는 별도로 작업상의 다른 요인들도 작용함을 볼 수 있다. 첫째, 현장 연구는 실험이나 조사 연구와 달리 극도로 많은 시간을 소모하는 과정이다. 실험은 단 몇 주일 이내에 반복할 수 있으나 현장 연구는 최소한 1년이나 2년 정도가 걸릴 것이다. 문화기술자가 전문적 보상이 거의 없는 반복 연구를 위해 많은 전문적인 시간을 투자한다는 생각은 상당히 비현실적이다.[3]

둘째 요인은 문화기술적 현장 세팅에 대한 개인적 소유욕이다. 연구자는 "그들의" 마을 "나의" 부족 (그들의 마을은 다른 사람이 연구하는 마을이고 나의 부족은 내가 연구하는 부족을 뜻한다) 과 같은 식으로 표현한다. 지역에 대한 이러한 점유 의식은 문화기술자 간에 자주 존중되어 다른 학자가 연구한 마을이나 부족을 연구하거나 그들이 발견한 것의 타당성에 대해 질문하는 것은 암묵적으로 금기시 되고 있다 (Kirk & Miller, 1986). 이와 같이 문화기술자들은 자신의 정보제공자나 자료의 출처 등에 대한 정체성을 지키는데 급급하여 보고서를 '세탁'

하면서 그들이 연구하는 부족들을 어떤 식으로든 보호하고 있다고 느낀다 (Douglas, 1976). 그러나 냉소적으로 들릴지 모르지만 다양한 종류의 정보를 개방하지 않는 것은 다른 지역에서 비교 가능한 연구 결과를 만들어낼 가능성을 막는 것이다.[4] 나의 경우 첫 번째 현장 연구 동안 내내 추악한 소유욕이 고개를 쳐드는 경험을 했기 때문에 그러한 소유욕이 존재한다는 것을 잘 안다. 거기에는 "나의" 마을에서 일하고 있는 많은 인류학자들이 있었다. 나는 그들의 존재를 부인하려고 애썼는데 이는 소유욕 때문이었던 것이다.

셋째, 두 번째 요인과 관련하여 문화기술자들은 자신들의 문화기술적 연구에 대해 엄청난 개인적인 투자를 한다. 그러한 투자 때문에 일부 학자들은 "거래"의 비밀을 보호하게 된다. 그래서 방법과 절차에 대해 명확하게 기술하면 부적절한 논리를 사용했다거나 단순하게 틀렸다고 비난 받을 수 있는 개연성에 노출된다. 잘못된 것과 많은 시간과 노력을 투자한 후에 잘못되는 것은 매우 다르다. 만약 Lewis와 Redfield의 논쟁과 맹렬하고 격앙된 Mead와 Freeman의 반론이 확인 작업의 통상적인 결과물에 대한 어떤 암시라고 한다면, 그것은 마치 전통적으로 행해졌던 것처럼 검증하는 것은 현장 연구자들에게 인기가 없는 영역임에는 의심의 여지가 없다.

넷째, 문화기술적 방법을 이용하는 많은 사회학문 내 비과학적 연혁들이 반복성의 문제에 주목하는 것을 제한했다. 특히 사회학과 인류학 간의 역사적 차이와 자료 수집 절차와 같은 연구 방법의 기록 및 문서화에 대한 관심의 차이가 좋은 예가 된다.

마지막으로 현장 연구의 의례성과 고된 경험을 쌓아야만 하는 특성이 문화기술지를 신비 속에 남게 하였다. 문화기술자는 종종 끔찍한 현지 상황에서 살아남았다는 현장 경험을 자랑스럽게 여긴다. "투쟁 체험담"은 문화기술적 대화의 중요한 부분이며 (Kirk & Miller, 1986) 몇몇 노련한 현장 연구자들이 함께 모이면 서로 그런 이야기를 열정적으로 나눈다. 사실상 그러한 이야기 교환은 대화가 이루어지는 필요조건이다. 현장에서의 표준의 적용 즉 재생산할 수 있는 방법의 적용은 이런 신비스러운 부분들을 은밀하게 없애 버릴 것이며 이러한 과정을 통해 문화기술적 연구 결과는 조사 연구나 실험 연구에 가까워져서 결국은 따분하지만 예측할 수 있는 것이 될 수 있을 것이다.

Pelto와 Pelto (1979)가 언급한대로 인류학에서 문화기술적 방법에 관한 개방적 논의가 점차 증가하고 있다. "문화기술자들의 경험과 방법에 대한 열린 논의는 현장 연구의 베일을 없애고 더욱 명확하게 조작할 수 있는 측면을 알게 한다" (p. 177). 다양한 접근 방법에 대한 보다 높아진 관심과 더불어 증가된 개방성과 삼각검증법(triangulation)은 문화기술적 연구에서의 반복 연구의 기회를 늘리고 있다 (Bernard, 1988; Fielding & Fielding, 1987; Jick, 1983; McClintock, Brannon, & Maynard-Moody, 1983; Pelto & Pelto, 1979). 그러나 엄밀한 의미에서 반복 연구가 문화기술적 연구의 일부분이라고 믿는 것은 비현실적이다.

아마도 오히려 궁극적으로 가장 가치 있는 것은 서로 다른 맥락의 이론에서 이끌어낸 가설의 구체적인 테스트를 반복하는 일일 것이다. 이렇게 우리가 최고로 추구하는 것을 부분 반복(partial replication)이라는 용어로 설명하고자 한다. 이런 형태의 반복에서는 오직 다른 연구의 부분만이 반복되고 비교된다. 이것은 이전 연구의 일부분을 비판적으로 중요하게 재검사하거나 독립적인 검증을 제공하면서 연구의 독창성과 새로움을 유지하는 분명한 장점을 갖는다. 그러한 시나리오 아래에서 연구자는 최첨단 지식에 공헌함과 동시에 지식 축적을 더할 수 있다. 이런 형태의 반복은 다른 상황에서 타당성을 설명하거나 다른 통제 수단들을 이용함으로써 초기 연구를 더욱 확장시키는 사회심리학에서는 훨씬 더 흔한 일이다 (Freeman, Roeder, & Mulholland, 1979).[5] 이런 연구는 현재 상태의 지식을 확인 혹은 부정하는 과정에서 새로운 지식을 만드는데 기여할 수 있다.

이러한 생각들을 "이차적"으로 적용한 예가 메타 분석 (Glass, 1976; Rosenthal, 1984)과 비교 분석이다 (Dow, 1989). 가장 단순한 형태의 메타 분석은 독립변수와 종속변수 간의 연관관계의 측정에 관한 질적 연구로 요약될 수 있다. 즉 가설화된 효과 (hypothesized effect)를 추정하기 위해서 연관관계를 총체적으로 측정하는 단일한 방법을 고안해 내는 것이다. 비교분석에서는 다양한 사회적 특성들의 상관성에 관한 가설을 탐색하고 검증하기 위해 연구나 사례들 (예; Human Relations Area File; 1950년대 전 세계의 문화기술지를 총 집대성하여 항목별로 코드화시킨 자료, 비교문화 통합검색 체계)을 비교한다. 어떤 경우든지 이론적 결과물의 타당성은 표준화된 조작적 정의나 전체 연구에 걸친 측정 도구가 얼마나 있느냐에 달려있다. 최종적인 비교의 타당성은 본래 연구의 비교가능성에 따라 달라진다. 그런 비교가능성은 표준화되거나 잘 구체화된 방법, 도구, 그리고 정의를 사용함으로써만 이루어질 수 있다.

이와 유사하게 "일차적"인 적용에서는 표준화되고 분명하게 기술된 방법이 중요하다. 이는 문화기술적 연구를 비교할 때 특히 중요하다. 의외의 사건들이 일어나는 현장 연구의 속성은 다른 문화기술자들의 경험과 방법을 정확하게 반복하는 것이 거의 불가능하다는 것을 의미한다.[6] 문화기술자 간의 개인적인 차이와 다른 기술들로 인해 이런 어려움에 봉착하게 된다. 게다가 한 사람이 연구를 반복하면서 다른 문화기술자가 경험하였던 뜻밖의 발견이나 행운을 동일하게 경험하리라고 기대할 수는 없다. 그러므로 부분적인 반복을 수행하기 위해서는 상세한 모든 것을 반복하려고 해서는 안 되며 단지 특정 부분이 반복되도록 해야 된다. 그런 사례들의 반복가능성은 연구 방법, 이론적 가정, 그리고 조작적 정의가 분명하게 진술된 경우에 향상된다.

내가 수행한 알라스카에서의 현장 연구 중 일부가 이 점을 조명하는데 도움이 될 것이다 (Johnson, 1981; Miller & Johnson, 1981). 어느 수산 캠프 (개조한 통조림 공장)에서 우연히 나는 내 기술을 활용할 수 있는 보트 목공 자리가 비는 바람에 고임금에다가 인기도 많은 목공 자리를 얻을 수 있었다. 이 체계에서 나는 실제 참여자의 위치에 있었기 때문에 이 사람들과 정보 (통조림 공장 기록)로의 접근이 예외적으로 가능하였다. 다른 문화기술자가 나처럼 적정 장소에서 적시에 적절한 기술을 가질 수 있는 가능성은 희박할 것이다. 이는 보트 목공 기술을 가진 사람이 아무리 노력해도 수산 캠프에서 자리를 찾을 수 없다고 말하는 것은 아니다. 그럴 수도 있으나 그다지 쉽지가 않다는 것이다. 그러나 참여 관찰자 혹은 완전 참여자로서 개인의 역할과 관계없이 반복될 수 있는 연구의 부분은 있다고 본다.

수산 캠프 사회 조직을 조사하면서 나는 파일 분류라고 하는 일반적으로 표준화된 자료 수집 방식을 수행하였다 (Weller & Rommy, 1988). 다음 장에서 보여줄 이러한 기술은 수산 캠프의 사회 조직에 대해 인식하고 있는 기초 사항을 탐색할 때 유용하였다. 이런 기술은 다른 곳에 전달될 수 있고 다른 수산 캠프들과 연어

통조립 공장에서 쉽게 재시행될 수 있다. 어부 조직에 대한 인식 요인 예를 들면, 민족성, 합숙소 거주, 어부로서의 적성은 연구를 통하여 쉽게 비교할 수 있다.

또 다른 검증 수단으로 교체 반복, 즉 시차를 둔 반복을 말할 수 있다 (Miles & Huberman, 1984; Stake & Easley, 1978). 이런 반복의 유형은 지역 내외에서 발생한다. 그러므로 연구자는 다른 곳에서의 검증을 통해 한 지역에서의 결과를 정당하다고 인정한다. 게다가 검증은 초기 발견이 동일한 연구의 미래 시점에서 검증되거나 입증될 때 단일 연구를 통해 이뤄질 수 있다.

이론이 발전하려면 현장 연구의 독립적인 입증에 대한 신뢰 여부와 관계없이 최소한 부분 반복, 교체 반복, 또는 연구 결과의 비교가능성에 대해 관심을 가져야만 한다는 것은 분명하다. 연구 설계와 방법을 포함한 연구 과정의 명확성은 모순을 없애는데 도움이 되며 보다 큰 지식을 축적할 수 있다. 문화기술적 정보 제공자를 선택함에 있어서 분명하고 의식적인 절차의 이용은 보다 구체성을 높이기 위한 요구의 작은 부분일 뿐이다. 그럼에도 불구하고 이것은 매우 중요하다.

정보 제공자의 선택은 선택을 위한 의식적 기준을 설정하는 것 뿐만 아니라 정보 제공자와의 신뢰 형성을 둘러싼 문제, 현장 윤리, 극적인 환경 (예를 들면 마약 거래의 연구)에서의 정보원 보호 등을 포함하는 개입 과정이라는 점에 주목하여야 한다. 이들 모두 중요한 관심거리이며 문화기술적 연구를 설계함에 있어서 반드시 고려해야만 한다. 그러나 그러한 문제들은 이 책의 주제의 범위를 벗어난다. 독자는 이들 관심사가 목적적 선택과 정보 제공자에 관한 정보의 추후 공개에 어떻게 영향을 미치는지에 대해 알아야만 한다.

각주

1. 감지할 만한 중성자(neutron)의 폭발이 상온핵융합의 실질적인 발견을 이끌었다는 최근의 주장과 함께 이 논쟁은 여전히 계속되고 있다 (Hively, 1989).
2. Glaser와 Strauss (1967)는 사회학은 최상의 보상이 새로운 이론을 생성해낸 과학자들에게 돌아간다는 점에서 물리학과 같다고 하였다. 그들은 1967년까지 MacIver Awards 상을 수상한 8명 중 6명이 근거이론에 공헌한 사회학자들이었다고 말함으로써 이것을 지지하였다.
3. 마을이나 이웃을 최초로 연구하는 것은 탐험가로서의 인류학자와 유사하다. 이전의 문화기술자의 행동에 따라서, 어느 지역에서의 추후 연구는 덜 흥미롭고 종종 어렵다 (예를 들어 어떤 문화기술자가 주민의 기분을 거슬렸다는 점에서).
4. 이것은 문화기술자가 자신의 정보 제공자의 정체성을 보호하지 말아야 한다는 말이 아니다. 그러나 정보 제공자의 익명성이 가능한 오래 유지될 수 있는 범위내에서 선택의 합리적인 근거들이 제공되어야 한다.
5. 사회심리학에 있어 반복에 공헌한 저널은 1979년에 시작되었다. 단지 1권 혹은 2권까지만 유지되었다.
6. 이는 현실적이지 않았던 돈키호테식 신뢰성에 대한 Kirk와 Miller (1986)의 논의와 유사하다. 어떤 연구자도 어떤 실험을 반복함에 있어서 원래의 연구자와 동일한 도구와 실험실을 사용하여야만 한다고 기대해서는 안 된다.

2. 정보 제공자 선택의 문제

현장 연구에 있어 정보 제공자 선택의 합리적인 근거에 관한 논의는 결코 새로운 것이 아니다. Mead (1953)는 Honigmann (1970)이 명명해 온 인류학적 표본 추출이나 비확률적 표본 추출에 특히 관심을 가졌다. 그녀는 정보 제공자의 두드러진 특성에 따른 정보 제공자 선택의 중요성을 알고 표본추출을 하였으므로 정보의 타당성을 최대화할 수 있었다. 초기의 다른 연구자들 또한 이런 문제에 관심을 가졌다. 예를 들면 Spindler (1955)는 사회경제적 수준과 문화적 참여 정도에 기초하여 정보 제공자를 선택하였다.

Mead (1953)는 인류학적 표본은 현장 연구에서 중요하고 타당한 측면이라고 믿었다. 그녀는 편향과 이런 접근의 타당성에 위배되는 것들을 논의하면서 자신을 방어하였다. 이런 방어의 대부분은 연구 결과의 신뢰성을 결정할 때 편향과 표본의 크기가 중요하다는 측면에서 확률 표본을 요구하는 것에 대한 반응이었다:

> *표본의 타당성은 사례 수가 아니라 정보 제공자의 특징을 적절하게 기술하는 것에 따라 달라지며, 그 결과 아주 많은 변수, 즉 연령, 성별, 출생 순서, 가족 배경, 삶의 경험, 기질적 성향 (낙관주의, 과장하는 버릇 등), 정치적 종교적 위치, 연구자와의 정확한 상황적 관계, 기타 모든 정보 제공자와의 통합적 관계 등의 측면에서 정확하게 평가할 수 있도록 한다. 이러한 상세 내역의 광범위한 수준 내에서 각 정보 제공자는 완벽한 사례로서 그리고 완전한 문화적 경험의 유기적 대표로서 조사하게 된다 (p. 646).*

확률적 표본 추출과 비확률적 표본 추출의 차이는 편향의 개념에 따라 크게 달라진다. 가장 단순한 형태의 확률 표본 추출은 모집단 연구의 모든 표본을 관찰할 가능성과 동일하다고 가정한다. 대개 모집단보다 작은 무작위 표본은 그 모집단의 대표적 모습을 나타내어야 한다. 표본이 클수록 상황의 정밀성은 더욱 신뢰가 간다. 이와 같이 어떤 모집단의 무작위 표본은 예를 들어, 모집단에서 발견할 수 있는 값에 근접한 단위의 비례 (예; 모집단에서의 흑인 대 백인의 비율)를 산출하여야만 한다. 표본 통계는 모집단의 모수에 대한 최대우도추정치이다.

그러나 실제로 진정한 무작위 표본이 항상 가능한 것은 아니다. 특히 현장 연구에서는 모집단을 선험적으로 알기 어렵기 때문에 소위 표본 추출틀 (Bernard, 1988)을 갖기 어렵다. 더욱이 큰 모집단에서 뽑은 작은 무작위 표본으로는 이론적 관심을 끄는 충분한 사례를 얻지 못할 수도 있다. 이와 같이 어떤 연구자가 전체 모집단에서 차지하는 비율이 적은 대표 인종집단에 관심을 갖는다면 모집단의 순수한 무작위 표본으로는 충분한 사례를 얻어내기 어렵다. 이런 이유 때문에 연구자들은 종종 이론적 탐색을 충족시킬만한 적절한 사례를 직접 확보하기 위해 군집 혹은 층화표본 추출법을 이용한다. 이는 Cook와 Campbell (1979)의 "이질성에 대한 의도적인 표본 추출 모형" 과도 유사하다. 그리고 Bernard (1988) 및 Pelto와 Pelto (1979)는 이런 표본 추출 절차와 확률 표본에 대한 논의를 보다 자세하게 설명하였다.

이런 종류의 표본은 이론적 근거를 기반으로 계층화되어 무리를 이룬다. 예를 들면, 독립변수 "민족성" 은 종속변수 "비고용" 에 미치는 가설 효과를 가지며, 이 맥락에서 민족성이 중요하다는 이론적 개념은 표본의 층화 구조에 영향을 준다. 만약 민족성이 비고용에 영향을 준다는 연구자의 가정이 옳지 않다면 민족성에 근거한 층화 표본은 알지 못하는 오류를 낳게 된다 (Bernard, 1988).

비확률 표본에서 대표성을 보장하는 적절한 상세 내용 혹은 정보 제공자의 선택에 관한 Mead (1953)와 다른 연구자들 (Honigmann, 1970; Spindler, 1955)의 관심은 층화 확률 표본에서 무리나 계층의 결정을 둘러싼 가정 혹은 상세 내용과 유사하다. 만약 선택 논리가 타당하다면 충분히 타당한 표준이 될 수 있다. 그러므로 층화 표본이나 군집 표본 추출법에서는 이론적으로 중요하다고 생각되는 요인들이 선택의 준거가 된다.

이는 확률 표본과 비확률 표본 선택 절차가 같은 결과를 가져온다는 의미는 아니다. 주지하는 바와 같이, 최적의 조건 하의 확률적 표본 추출은 연구자에게 모집단의 다양한 특징들의 대표적 상황을 알려준다. 타당한 이론적 가정 하에서의 비확률 표본에서는 모집단 내에 분포하고 있는 정보나 지식 측면의 대표적인 상황을 소수의 정보 제공자들이 제공하게 된다. 층화 표본에서는 응답자를 선정할 때, 계층 내 차이를 최소화하고 계층 간 차이를 최대화하기 위해 정보 제공자들 가운데 단일 정보 제공자 또는 관련 제공자 군집의 지식 혹은 정보의 차이를 최소화하는 반면, 다른 개인의 정보나 군집 안에서의 지식의 차이를 최대화하여 정보나 지식의 동질성이 있도록 한다. 이와 같이 어떤 사람은 정보 제공자들이나 정보 제공자 군집들에 걸쳐 최대 동질성이 있고 상대적으로 이질성 있는 집단으로부터 정보 제공자를 선정하고 싶어할지 모른다. 이는 마치 전문가와 초보자 간의 지식의 차이 (Boster & Johnson, 1989) 혹은 치료자와 비치료자 간의 차이 (Garro, 1986)에서 나타나는 것과 같다. Tremblay (1957)는 주요 정보 제공자의 선정에 관한 논평에서 이러한 요소들을 지적하였다:

> *주요 정보 제공자를 활용할 때에는 사회 구조와 탐구 내용을 고려하여 전략적으로 선정한다. 더욱이 면담 자체에서는 정보 제공자가 자기 나름의 순서와 말하고 싶은 방식을 선택할 수 있도록 허용한다 할지라도 연구자의 측면에서는 분석할 주제를 총 망라하는 체계적인 시도가 있어야 한다. 우리가 주요 정보 제공자를 이용할 때 연구 수행 중인 특성의 전체로부터 표본을 무작위로 뽑는 것은 아니다. 오히려 우리는 특성들의 구체화된 지식을 선택적으로 뽑게 된다.*

Glaser와 Strauss (1967)의 이론적 표본 추출은 다양한 집단의 범위에 걸친 비교가능성의 개념과 근거이론 생성의 유용성에 대한 좋은 예이다. 그들은 범주를 발견하고 나타난 이론적 속성을 확인하기 위해 집단 간의 차이를 최소화하고 최대화해야 할 중요성에 주목하였다.

Arnold (1970)는 적은 수의 사례만을 이용하여 자신이 명명한 "영역별 표본 추출(dimensional sampling)"을 제안하였다. 이 접근의 목표는 "일반화하고자 하는 모집단의 대표성이 있는 목적적 표본을 끌어낼 수 있는 기틀을 제공하는 것이다 (p. 147)." 이 틀에서 다양한 사례에 관한 영역을 분명히 배열할 수 있을 것이다.

이 때 대표적 사례들은 각 영역의 대조적인 특징으로부터 뽑아내어 편향되지 않도록 한다. 다른 예를 보면, Seidler (1974)는 정보 제공자를 선정하기 위해 "도구적" 이론이라고 칭한 것을 이용할 것을 권장했다. 그렇게 함으로써 연구자는 "측정에 있어 편향과 오차의 정밀한 자료"(p. 825)를 더 잘 파악할 수 있게 될 것이다. 한편으로 Arnold와 Seidler의 접근의 차이점을 주목하는 것이 중요하지만 또 다른 한편으로는 Glaser와 Strauss의 주장의 차이를 주목하는 것도 중요하다. 전자는 이론적 틀을 구성함에 있어 선험적인 이론적 지식을 강조하였고 후자는 집단 내와 비교 집단 간에 새롭게 나타나는 특성의 중요성을 강조하여 결과적으로 근거가 튼튼한 이론을 개발하는데 도움을 줄 수 있는 범주를 발견하게 한다. 나는 전자를 논리주도적 틀이라 하고 후자를 자료-의존적 틀 혹은 탐색틀 (exploratory framework)이라고 명명하고자 한다.

Werner와 Schoepfle (1987)도 사회 체계 안에서 정보 제공자를 선택하는 것에 관해 관심을 보였다. 이들은 문화기술적 표본 추출을 문화기술적 기술과 조사 기술 두 가지 모두를 보완적으로 이용하였다. 고고학적 은유를 이용하여 문화기술적 표본을 지표조사와 시굴트렌치 (test trench) 발굴에 비유했다. 전자는 어떤 영역에 대한 피상적이고 폭넓은 파악에 도움을 주는 반면 후자는 결과가 예측되는 영역에 초점을 둔다. 이런 견해에서 볼 때 질문지를 사용하는 연구에서 무작위 표본 추출, 층화 무작위 표본 추출, 체계적 표본 추출, 군집 표본 추출과 같은 절차는 지표조사와 유사하다. 시굴트렌치는 소규모 집단의 문화기술적 연구와 유사하다.

Werner와 Schoepfle (1987)이 사용한 그림 시리즈는 조사와 문화기술적 기법과의 관계를 묘사하며 각각이 제공하는 체계의 적용 범위를 보여준다. 그림 2.1과 2.2는 두 개의 소규모 집단의 문화와 정보 제공자들이 초점인 사회 체계의 적용 범위를 보여준다. 예를 들어, 집단 파악은 집단들의 네트워크 표본에 관여하고 있는 "기초 문화기술지" 로부터 올 수 있다. 정보 제공자 파악은 횡단적 접근을 포함한 기초 문화기술지에 기초한다. Werner와 Schoepfle은 이 두 가지 접근법을 다음과 같이 설명한다:

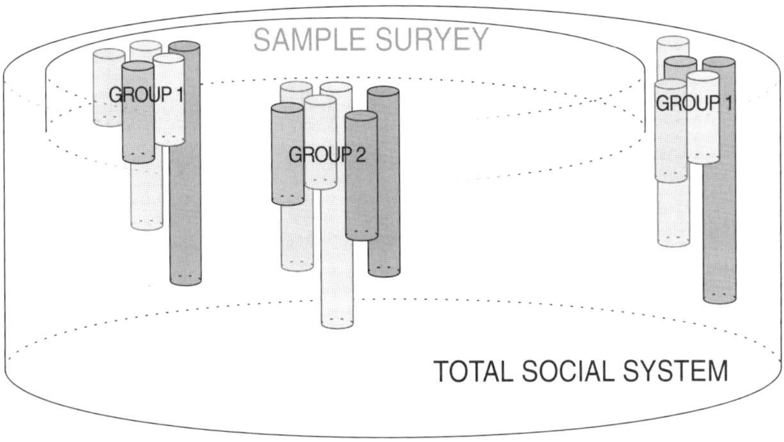

그림 2.1 조사 연구와 문화기술적 연구: 소규모 집단의 문화를 구성하는 사회 체계의 적용 범위
출처: Werner and Schoepfle (1987).

횡단적 접근법은 소집단 문화와 같은 작은 집단에 대한 문화기술적 연구와 종족과 같은 더 큰 사회의 문화에 대한 문화기술적 연구 사이에 있는 가장 흔한 절충 방식이다. 각 정보 제공자는 한 사회집단의 구성원이고 이상적인 사례에서는 일상생활의 한 측면의 전문가이기도 하다.

여기에서 언급한 각각의 사례에서 문화기술자는 문화기술적 연구 표본을 선택함에 있어 서로 다른 문제에 봉착할 수 있다. 첫 번째 사례에서 심층 연구를 위한 소규모 집단을 바르게 선택하는 것이 중요하다. 이러한 선택을 할 때 그 사회 체계에 대한 사전 지식이 도움을 줄 수 있다. 바꿔 말하면 문화기술자는 사회 체계 내의 주요 집단을 확인하기 위해 처음부터 집중적인 노력을 기울여야 한다.

횡단적 문화기술적 연구의 표본 추출은 다소 쉽다. 문화기술자는 사회체계 안에 존재하는 조직의 정통한 지식을 필요로 하지 않는다. 그 대신에 그들은 기회주의적 표본, 혹은 네트워킹 표본으로 연구를 시작할 수 있다. 이런 접촉

으로 올바른 전문가를 곧 만날 수 있고, 특히 처음부터 전문성을 가진 사람을 발견하는데 집중된다면 더욱 쉽게 전문가를 만날수 있다고 본다 (p. 189).

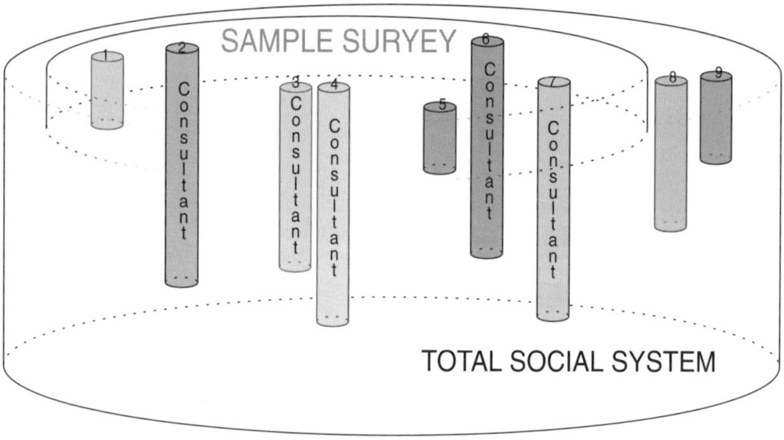

그림 2.2 횡단적 문화기술지와 조사 연구
출처: Werner and Schoepfle (1987).

Miles와 Huberman (1984)은 정보 제공자 선택에서 발생할 수 있는 편향을 줄이는 세 가지 해결책을 제안하였다. 첫째, 단순히 사례 수를 늘리는 것이다. 이것은 특별히 통계적 지식 차원에서 보면 표면적으로는 맞게 들릴지 모르지만 주의 깊게 진행해야 한다. 우리가 봐서 알 수 있듯이 특별히 선택된 소수의 정보 제공자들은 더 큰 집단의 일반 정보 제공자들보다 더욱 타당하고 일반화할 수 있는 정보를 제공할 수 있다 (Campbell, 1955). 그러나 그 체계를 파악하기 위한 전략적 범위를 확대하지 않고 단순하게 대상자 수만 늘리는 것은 편향 가능성을 높일 수 있을 뿐이다. 둘째, Miles와 Huberman은 대조되는 사례를 보다 많이 선택할 것을 권했다. 이는 더 넓은 관점을 얻을 기회를 증가시키고 한 조직 안에서의 특정한 결과나 그들의 지위에 의해 좌우될 수 있는 잠재적 편향을 확인하는데 도움이 될 것이다 (Seidler, 1974). 이것은 확실한 내부인 (Agar, 1980)이거나 비판적 토착민 (Bernard, 1988)인 주변인들은 그들만의 특별한 관점을 가지고 있어서 좋은 정보 제공자가 된다고 주장하는 연구들을 지지한다. 마지막으로 체계적이고 이론적으로 결정된 사례의 분류는 연구 중인 현상을 보다 완전하게 파악하게 할 것이다.

마지막 두 가지 권장 사항은 특히 중요하다. Miles와 Huberman (1984)이 주목한 바와 같이, 이것들은 본 장의 앞부분에서 다루었던 조사 연구의 층화와 무작위를 둘러싼 생각과 일치한다. 더욱이 마지막 권장 사항은 하부 구조 혹은 유형학과 같은 것에서 나타난 바와 같이 대상자 선정을 위해 구조화되고 이론적인 근본원리의 중요성을 제안하고 있어서 중요하다. 이런 방책들은 하부 이론 구성이 타당할 때 대표 사례를 선택할 수 있도록 한다.

논의를 감안하여 두 가지 유형의 대표성을 밝히고자 한다. 첫째는 단순하게 통계적으로 대표성이 있다는 것이다. 올바르게 수행하였다면 (즉 표본이 충분히 크고 무작위라면) 표본 이론이 그렇게 말하기 때문에 대표성이 있다고 생각한다. 문화기술적 정보 제공자를 조사 자료 구조 내의 고유한 차이에 근거하여 선택하는 것과 같이 정보 제공자들은 통계적 대표성의 근거 아래 선택될 수 있다는 점에 주목해야 한다. 조사연구에서 나온 선택 사례들은 그 표본 자료의 특성을 심층적으로 연구하는데 이용될 수 있다. 이는 마치 요인 분석에서 사회화가 최대 혹은 최소로 된 사례를 선택하는 것과 같다 (Robbins, Williams, Kilbride, & Pollnac, 1969). 이는 제 4장에서 더 깊게 조사할 것이다.

둘째로 이론적 대표성이다. 문화기술자는 탐구할 사회, 문화 혹은 현상의 작업에 관하여 자신이 분명하게 정의한 이론, 가설, 혹은 예감 (예, 하부 구조, 유형론, 범주, 네트워크 하부 집단)이라는 면에서 유의미한 사회체계의 구획에 따라 정보 제공자들을 선택한다. 이론적 가정이 타당하기만 하면 정보 제공자들의 문화기술적 표본 또한 타당할 것이다.

선택의 준거

지금까지 논의한 비확률 표본은 주로 "목적적" 표본(Warwick & Lininger, 1975), "전략적" 표본(Hunt, 1970), 혹은 "판단" 표본 (Bernard, 1988; Honigmann, 1970; Pelto & Pelto, 1979)으로 불린다. 특별한 목적이나 이유에서 선택한 정보 제공자는

판단 표본에 기초하여 선택한 정보 제공자이다. 우리가 보아왔듯이 선택은 임시적이거나 편의주의적으로 이루어진 것이 아니다. 오히려 문화기술자의 이론과 경험에 근거한 판단에서 이루어진다. Honigmann (1970)이 이에 대해 잘 논의하고 있다:

> *나는 대상자를 선정할때 심사숙고하여 계획해야 함을 강조하고자 한다. 정보 제공자의 지위 (연령, 성, 직업)와 이전의 경험, 문화기술자가 가치가 있다고 보는 특별한 지식의 질에 따라 선택된 정보 제공자는 비확률 표본의 한 종류인 판단 표본으로 선정한 것이다. 문화기술자는 분명한 자격을 소유한 대표적인 사람들을 끌어내기 위해 세계에 대한 자신의 사전 지식을 이용한다. 예를 들면 계층, 직업상의 지위, 성, 연령 혹은 그 지역 내 거주 기간에 따라 대상자나 정보 제공자를 선택할 것이다.*

Mead (1953)와 다른 연구자 (Spindler, 1955; Tremblay, 1957)의 초기 작업은 차치하더라도, 정보 제공자 선택에 관한 초기의 논의는 대개 피상적이었고 이론적인 근거에 기초한 선택의 신뢰성, 타당성, 그리고 구체성 등은 거의 논의되지 않았다. 이런 흐름 속에서 정보 제공자 선택에 관한 가장 전통적인 논의는 *Notes and Queries on Anthropology* (1951)에서 찾아볼 수 있다. 정보 제공자 선택이란 부분은 다음과 같이 시작된다:

> *정보 제공자는 탐구자의 통제를 넘어선 상황에 따라 어느 정도 결정된다. 그러나 정보 제공자 선택에 관한 몇 가지 힌트는 유익할 것이다.*
>
> *정보 제공자가 무슨 의미인지를 잘 설명할 수 있을 것이다. 이들은 인류학자에게 와서 질문에 답하려고 매일 정보를 주는 개인들이어야만 하다고 말하는 것은 아니다; 사회 모든 구성원은 잠재적인 정보 제공자로서 이들의 행동은 관찰되고 이들의 소견은 주목을 받을 것이다. 그러나 두 세명의 지식인을 훈련시켜 이들이 탐구 방법을 이해하고 의식적으로 중개자로 행동하고 정확하게 정보를 줄 수 있도록 하는 것은 매우 유용하다. 그런 정*

보 제공자들은 고위직의 남녀와 가깝게 관계를 맺는데 특히 유익할 것이며 이들을 통해 가족생활, 수공예, 종교나 주술 등의 분야를 탐구하기 시작하는 것이 가능할 것이다. 이들은 조사자를 자신의 거처로 데려가서 자기가 만든 수공예품을 보여주고 친척이나 친구도 소개할 것이다. 특별한 행사와 의례가 진행되는 동안 안내인이나 정보 제공자로 행동할 수도 있다 (p. 43).

이러한 논의는 문화기술자들이 정보 제공자를 다루는 적절한 방법과 보상 수단에 대해 알려준다. 비록 많은 부분이 피상적일지라도 일부 문단은 본 장에서 논의해야 할 문제를 간단히 언급하고 있다. 다음 문장은 수집하고자 하는 정보 종류에 관해 잠재적인 정보 제공자의 지위와 역할의 중요성을 기술한 것이다:

가능하면 언제든지 정보는 구체적인 인물 혹은 전문가 (성직자, 주술사, 의사, 철 제조업자, 특별한 물건을 만드는 사람)로부터 직접 얻어야 하며 그들을 방문하여 적절한 선물을 주어야 한다. 그들은 주목을 받게 되면 우쭐해하면서 일상적인 정보를 기꺼이 줄 것이다. 그러나 아주 비밀스런 것과 관련되면 대단한 인내심과 외교적 수완을 가지고 그들에게 접근해야만 할 것이다. 전문가 특히 종교적인 권위나 마술의 힘을 지닌 자와 접근할 때는 친밀한 관계가 형성되기 이전에 방문하겠다고 하는 것은 현명하지 못한 처사가 된다. 또한 평범한 공동체에서 전문가가 어떤 의미를 갖는지를 알기 위해서는 전문가의 규칙, 자격, 그리고 특성 등에 관한 일반인의 견해를 미리 얻어 낼 필요가 있다 (p. 44).

위 문장은 자료를 수집함에 있어 정보 제공자의 속성의 중요성을 언급하고 있다. 하지만 왜 정보 제공자가 단순히 전문가이기 때문에 선택되는지에 대한 근거는 제공하지 못한다. 표본에 대한 이론적 설명과 같이 정보 제공자의 선택은 어떤 이론에 근거하지 않고서는 제대로 논의할 수 없다.

Tremblay (1957)는 초기 논문에서 대규모의 초기 연구에 이용되는 주요 정보 제공자의 선택 기준에 대하여 논의하였다. 주요 정보 제공자로부터 정의적, 객관적, 그리고 판단적 유형의 자료를 원할 때 조사 도구의 개발이나 지역을 예비적으로 선정할 때 사용될 수 있는 정보를 찾았다. 첫째, 그는 가난과 부를 정의하고 설명하기 위해 정보 제공자가 어떤 용어를 사용하였는지 알고자 했으며 각 사회의 부와 가난에 관한 이들의 정의에 기초하여 공동체를 파악하고자 하였다. 둘째로 주요 정보 제공자는 학교, 우편 구역, 선거구와 같은 형식적 경계 대신에 한 공동사회의 참다운 경계를 정의하는데 도움을 줄 수 있었다. 마지막으로 주요 정보 제공자는 본래 연구 설계에서는 도저히 예측할 수 없었던 통찰력을 더해 주었다.

이러한 목적들을 만족시키기 위해 Tremblay는 "이상적인" 정보 제공자 선택의 다섯 가지 기준을 요약하였다. 첫째는 "지역에서의 역할"이다. 이것은 적합한 정보를 제공하는 정보 제공자라는 공식적인 지위를 의미한다. 둘째 기준은 각각의 역할 결과 나타난 정보 제공자의 지식이었다. 나머지 세가지 기준은 형식적 역할이나 지식에는 덜 작용하지만 서로 소통하고 협조할 의지, 의사소통 능력, 그리고 중립성과 같은 것을 포함하여 정보 제공자의 내적 능력에 더 큰 작용을 하였다. Tremblay는 첫 번째 기준이 사전에 우선 순위를 결정할 수 있는 유일한 기준이고 나머지 기준은 정보 제공자를 가려내는데 기여한다고 보았다:

> *적격성의 5가지 기준 중에서 지역사회 내에서의 역할만이 사전에 결정될 수 있는 것이다. 나머지는 사회 구조 안에서의 지위보다는 대개 개인적인 성격 문제들이 포함되는 경향이 있다. 일단 경제 구조에서 주된 역할을 하는 개인들을 찾는다면 다른 네 가지 기준은 정보 제공자로서 적합한지 여부를 구별하는 선별 도구로서 기능한다. 이것은 지역 사회 내에서의 그들의 역할에 기초한 이상적인 정보 제공자 목록을 준비한 후에 개인적 접촉이나 평가로 어떤 변화를 만들 수 있도록 기대할 수 있다는 것이다. 또한 정보 제공자와 반복적으로 접촉하다 보면 보다 많은 관심을 기울여야 할 최고의 대상자를 찾을 수 있다고 기대할 수 있다.*

다른 문화기술자들도 정보 제공자 선택을 위한 유사한 기준에 주목하여 왔다.

Bernard (1988)는 믿음직스럽고 관찰력이 예민하고 사려 깊으며 말을 잘 하는 사람을 찾을 뿐만 아니라 "운과 직관 그리고 신뢰를 바탕으로 하는 쌍방의 힘겨운 노력이라는 전통적인 기초에 근거하여" (pp.177~178) 주요 정보 제공자를 선택할 것을 제안하였다. Spradley와 McCurdy (1972)는 문화를 잘 알고 이야기를 기꺼이 하고자 하며 자신의 세계에 대하여 분석적이지 않은 사람을 좋은 정보 제공자라고 보았다. 의논 상대자를 선택할 때에도 Werner와 Schoepfle (1987)은 정보 제공자의 선택과 유사하게 명백한 표현과 심사숙고를 중요한 준거로 보았다.

공식적인 역할, 지위, 그리고 수준에 근거하여 이루어진 선택이 항상 최상의 정보 제공자를 보장하지는 않는다. Freeman, Faroro, Bloomberg와 Sunshine (1963)은 지역사회 리더십과 의사 결정에 관한 전통적인 연구에서 지역의 의사 결정에 차별적인 영향을 주는 리더들의 세 가지 범주를 발견하였다. "사회 활동"에 근거한 리더십은 대개 자발적인 조직에 참여한 개인의 회원 자격 수에 의해서 결정된다. "명싱"에 근서한 리더십은 지역 내 가장 영향력 있는 리더들의 순위 조사에서 상위 41번째로 지명된 기능이었다. 마지막으로 "지위"는 7개의 시설 각각에서 직함이 있는 지도자에 근거한 기능이었다. Freeman 등은 이들 지도자들이 직위 혹은 명성에 근거한 방법을 통해서 사회 활동이 거의 중복되지 않았음을 발견하였다. 이것은 지역의 의사 결정에 관한 문화기술적 연구에서 공식적인 지위에만 의존하여 정보 제공자를 선택하는 것은 편견을 가져올 수 있음을 의미하였다. 잠재적인 정보 제공자는 공식적이고 비공식적인 역할, 지위, 그리고 수준에 근거하여야 한다. 이러한 의견은 본보기가 되고 있는 Domhoff (1970)의 엘리트에 관한 연구에서도 나타난다.

비공식적 네트워크가 정보 제공자를 파악하고 선택할 수 있는 유일한 수단이 되는 경우가 종종 있다. Kimball과 Patridge (1979)는 콜롬비아 지역의 마리화나 사용에 관한 연구에서 매우 귀중한 사회적 네트워크라는 개념을 발견하였다. Patridge가 공식적인 것에서 보다 비공식적인 것으로 옮겨감에 따라 연구 대상자는 그 자체를 드러내기 시작했다고 Kimball은 언급하였다:

그러나 그런 모든 종류의 모든 접촉은 공동체적인 삶 속에서 마리화나를

조사한다는 목표를 위해 중요하였다; 사회관계 네트워크를 따라가다보니 지역의 특성과 공동생활을 하는 사회 조직내 행위자들이 점유한 지위에 관한 정보를 얻게 되었다 (Kimball & Patridge, 1979, p. 60).

Patridge는 현장 연구 과정에서 이러한 비공식적인 네트워크를 만들어서 넓혀갔고 이는 이 지역에서 마리화나 사용의 특성을 이해하는데 도움이 되었다.

정보 제공자 선택에 있어서 비공식적인 네트워크의 활용은 Werner와 Schoepfle (1987)이 보다 분명하게 논의하였다. 대부분의 문화기술적 표본 추출이 편의주의적이고 우연히 만들어졌거나 덜 명확하다고 주장하면서 사회 네트워크를 통해서 기회주의적 표본을 만들거나 확장할 것을 제안하였다:

협조하는 사람을 선택하였다면 다음 단계는 네트워크를 따르는 것이다. 먼저 문화기술자는 접근하기 쉬운 사람들을 면담한다. 그 다음 이들을 활용하여 확장된 범위에서 관련인들을 소개받는다. "네트워킹"이라는 명명은 문화기술자들이 표본을 확장하기 위해 그들이 초기에 만났던 개인적인 네트워크를 활용한다는 사실로부터 나온다.

이러한 사회적 네트워크의 이해에 기초하여, "좋은 정보 제공자"가 나타나야만 한다. Werner와 Schoepfle은 이것을 확실한 이론적 정당성을 가진 전문가를 찾아내는 방식으로 보았다.

비록 Whyte (1984)는 네트워크 패러다임이 정보 제공자의 가치를 이해하고 선택하는데 유용하다는 것을 부정할지도 모르지만, 그의 책 *Street Corner Society* (1955)에서 보고한 바와 같이 네트워크는 현장 연구에서 부정할 수 없는 역할을 했다고 언급했다. 그가 연구하고자 했던 사람들 중에서 중요한 "문지기"였던 Doc을 우연히 소개받은 것은 Whyte의 연구에서 분명 중요한 구조적 함의를 지녔다:

Doc는 상당히 가치 있는 정보 제공자였다. 점검할 때마다 그의 설명은 매

우 신뢰할 수 있는 것으로 보였다. 그는 그 지역 내에서 자신과 다른 집단 및 조직에서 무슨 일이 일어나는지에 관해서도 잘 알고 있었다. 이것은 이 지역사회 구조 안에서 그가 차지한 위치 덕분이었다. 다른 지도자들은 자신들이 하고 있는 것과 해야만 할 것들에 관해서 그와 의논했다. 그리하여 우리는 그의 추종자들 앞에서 집단의 "내외 관계"의 발달이 보다 직접적이고 정확한 형태로 나타남을 알았다.

이와 같이 정보 제공자 간의 질에는 편차가 크기 때문에 연구자는 상당히 정확하고 통찰력 있는 설명을 줄 수 있는 Doc와 같은 정보 제공자를 항상 찾고 있다. 이들 정보 제공자는 의사소통 구조에서 아주 중요한 위치에 있음을 자주 발견할 수 있고 조직 내에서 공식적 혹은 비공식적 리더임을 종종 알 수 있다. 그들은 증거를 평가하여 균형을 맞추고 정보의 출처에 의해 왜곡된 것을 바로 잡을 수 있다. 물론 그들 또한 정보를 주지 않고 보류하거나 왜곡할지 모른다. 그래서 간접적으로 접한 보고에 의존해야만 하는 경우 연구자는 해석에 특히 신중해야만 한다 (p. 127).

이와 유사하게 Jacob (1977)은 일리노이 교도소 연구에서 피수용자 특히 폭력단원에게 접근할 때 폭력단의 지도자와 협조적인 관계를 발전시키면서 관계를 원활하게 할 수 있었다고 진술하였다. 그리고 네트워크에서 중요한 위치에 있는 사람을 고르는 것이 중요함을 설명하였다. Whyte (1984)는 단순히 성격에 근거하여 정보 제공자를 선택할 때 특히 주의하라고 지적하였고 계속해서 정보 제공자의 선택에 있어 사회 구조의 중요성을 강조하였다:

단순히 개인의 성격이나 개성이라는 면에서 정보 제공자의 신뢰성을 평가하는 것은 충분하지 않다. 우리는 또한 사회구조 안에서 개인의 지위가 어떻게 개인들의 지각과 회상, 그리고 묘사를 만들어내는지 인식할 필요가 있다 (p. 127).

사회구조가 체계를 통해 지식의 확산에 영향을 주는 것 또한 사실이다. 지식은 계속해서 정보 제공자를 선택하는 중요한 결정 인자로 언급되어 왔다. 초기 인류학 연구에서 특히 언어학과 문화기술지에서는 언어학적 혹은 문화적 지식을 일반화하고 타당하고 신뢰할 수 있도록 하는 데 필요한 총 인원은 한 명 혹은 기껏해야 서너 명 정도의 정보 제공자이었다. 결국 문화의 한 측면이라는 것은 한 명 혹은 서너 명의 구성원과 공유하고 깊이 있는 면담이 충분히 이루어져야만 한다는 것이다. 이에 대해 몇몇 연구자는 이들 가정에 의문을 가진 반면 (Gardner, 1976; Manning & Fabrega, 1976), 다른 사람들은 문화 내의 변이의 개념 자체를 탐구하기 시작하였다 (Berlin, Breedlover, & Raven, 1968; Fabrega & Manning, 1972; Pelto & Pelto, 1975; Pollanac, 1975). 아주 최근에는 정보 제공자의 속성과 노동의 지적 영역에서 그들의 지위의 변이를 이해하기 위한 시도가 이뤄졌다 (Boster 1985, 1986; Boster & Johnson, 1989; Boster, Johnson, Weller, 1987; Garro, 1986; Kempton, 1981). 이는 문화적 지식이 조직 내에서의 교환 네트워크, 친족 네트워크, 거주 (Boster, 1986), 그리고 지위 (Boster et al, 1987)에 따라 어떻게 다른지에 관한 연구를 포함하였다.

문화 지식의 변이는 정보 제공자의 선택에서 중요한 의미를 갖는다. 개인 간에 공유한 지식은 무엇이 문화적으로 "진실"인가에 대한 지식의 결과라는 견해는 문화적 합의 모델의 기초를 이루었다 (Romney, Weller, & Batchelder, 1986). 이 모델에서 문화 자체는 문화 지식의 측정과 개인의 문화적 능력 (즉, 그 합의에 대한 개인적인 적합성)의 결정을 허용하는 합의 구조라는 면에서 본 견해이다. 이와 같이 어떤 정보 제공자는 다른 정보 제공자보다 문화적으로 더 유능할 것이고 이러한 상대적인 능력을 고려하여 식견이 있는 정보 제공자를 선택해야 할 것이다. 제 5장에서는 이 모델을 보다 충분하게 검토하면서 한 가지 예를 보여줄 것이다.

정보 제공자는 우리에게 무엇을 알려줄 수 있는가?

정보 제공자를 찾을 때 우리는 그들이 정확하고 신뢰할만한 정보를 제공해주기를 바란다. 여기에서 나는 잘못된 정보를 주거나 정보를 주지 않으려는 정보 제공자의 의식적인 노력만을 언급하는 것이 아니다. 그보다 문제가 되는 것은 오히려 정보 제공자가 정확하게 알고 회상하고 보고한 것이 현실적으로 우리가 기대하는 정보의 종류와 일치하는가에 달려있다. 게다가 사회적 지위, 신분, 역할, 그리고 다른 유사한 선택의 준거들은 우리가 찾는 정보의 본질 혹은 정확성에 어떻게 영향을 주는가?

자주 인용되는 두 편의 전통적인 연구에서 Young과 Young (1961)은 많은 대상자에 관한 정보의 일치, 즉 정보 제공자들 간의 신뢰성을 탐구하였다. 반면, Poggie (1972)는 조사 자료 결과에 대한 주요 정보 제공자들의 반응을 비교하였다. Young과 Young은 평가적이지 않은 질문 (예를 들면, 교회가 여기에 있는가?)에 관한 정보 제공자들 간의 일치 정도는 높았으나 평가 질문 (예를 들면, 여기 사람들이 얼마나 친밀한가?)에 대한 일치 정도는 낮음을 발견하였다. Poggie는 지역 리더였던 주요 정보 제공자들이 가난한 지역에서 수행된 조사 결과에 대하여 어떻게 반응하는지를 비교하였다. 각 주요 정보 제공자들에게 자신의 지역에서의 삶에 관한 질문을 하였고 그 답변들을 조사 자료와 비교하였다. 여기서 Poggie는 보다 시각적이고 관찰 가능한 항목들과 관련된 질문 (예를 들면, 어도비 벽돌로 지은 집의 비율)에 대한 주요 정보 제공자들의 반응이 그 지역에서 쉽게 관찰될 수 없는 질문 (예를 들면 매일 빵을 먹는 사람들의 비율)에 대한 반응보다 조사 자료와 일치성이 더 높다는 것을 발견하였다.

Campbell (1955)은 배에서 근무하는 선원들의 근로 의욕에 관한 조사에서 정보 제공자들의 순위 매김과 표본 조사에 근거한 순위 사이에 상관관계가 있다는 흥미로운 연구를 하였다. 그는 배 10척 모두에 관한 정보를 잘 알고 있는 전문적인 정보 제공자를 찾았다. 왜냐하면, 근로 의욕이나 사기는 대개 입대 군인 (90%의 선원)들의 관심거리가 되기 때문에 최고의 정보 제공자는 입대병으로부터 나올 수 있다고 생각했다. 특히 소함대 본부에 소속된 사람들이 그럴 것이라고 느꼈다. 더욱이 Campbell은 이상적인 정보 제공자는 "사기의 징후를 관찰하는 사람"과 "기꺼이 이야기하거나 이야기할 수 있어야만" 하는 사람들이라고 느꼈다 (p. 340).[1] 이런 근거 하에서 본부의 사무직을 수행하기 위해 통신 하사관으로 입대한 사람들을 이상적인 정보 제공자로 선택하였다. 비교를 위해서 소함대 본부로부터 뽑힌 몇몇 장교들이 순위를 매긴 것도 포함시켰다. 이들 장교들의 계급은 다양하였으며 직접적으로 명령하는 쪽이 아니었고 선박이나 개인 평가를 요구하는 관리나 행정의 업무와 관련된 의무도 없었다. 구체적인 사건을 포함하여 근로 의욕의 순위에 대한 정보 제공자들의 설명까지 수집하였다.

정보 제공자들에 의한 분류는 조사 기술을 통해 얻어진 자료와 비교하였다. "잠재적 불만"과 "불만족의 표현"에 관한 30문항의 질문으로 구성된 "근로 의욕에 대한 비밀 투표"에 기초하여 각 선박의 점수가 결정되었고 계속해서 선박은 이들 점수에 기초하여 순위가 정해졌다. 얻어진 자료와의 비교는 Spearman의 서열순위 상관관계를 사용했다. 편입대한 정보 제공자들과 근로 의욕에 관한 비밀 투표사이의 상관관계는 0.9인 반면, 장교들과의 상관관계는 0.7 (조합 0.8)로 나타났다. 이들 상관관계는 모두 보통에서 높은 정도로 나타났으며 통계적으로 의미가 있었다.

이 연구를 통해 두 가지 중요한 요소가 드러났다. 첫째, 양적인 정보 종류에서 주요 정보 제공자 혹은 전문 정보 제공자들은 둘 다 타당하고 일반화할 수 있는 반응을 제공하였다. 둘째, 자원입대한 사람 (0.9) 장교 (0.7), 조합표본 (0.8)에서 보인 상관관계의 크기 차이는 특별히 선택된 소수의 정보 제공자가 더 크고 폭넓은 표본보다 더 좋을 때가 있음을 의미한다. Campbell (1955)이 주목한 바와 같이 "적어도 이 경우에서는 견해에 대한 그런 총망라적인 표본은 주의깊게 선택한 소수의 정보 제공자들 보다 못하다" (p. 342). 이와 같이 자원입대한 특수화된 집단 표본이 근접한 문제를 위한 최상의 정보 제공자였다. 즉, 그들이 대규모의 조합된 정보 제공자보다 나았다. 이러한 이야기에서 얻을 수 있는 교훈은 정보 제공자 선택에 있어서 통계적인 표본과는 달리 표본이 클수록 항상 더욱 좋다는 것은 아니다! 라는 사실이다.

행동을 보고하는 측면에서 정보 제공자의 정확성에 관해 최근 논란이 있어왔다. 일련의 연구들은 네트워크의 상호작용에 대한 정보 제공자의 보고에 의존하는 오랜 전통에 의문을 제기하였다 (Bernard & Kilworth, 1977; Bernard, Killworth, & Sailer, 1980, 1982; Killworth & Bernard, 1976, 1979). 이 연구들의 발표 이후 저자들은 회고해 낸 자료의 타당성을 더욱 면밀히 조사하게 되었다 (Bernard, Killworth, Sailor, & Kronenfeld, 1984).

이 논쟁은 연구 활동에 대한 심한 혼란을 불러 일으켰다. 이 활동에는 독립적인 연구자가 행한 Bernard 등 (1980, 1982)의 자료에 대한 재분석과 정보 제공자의 정확성에 관한 명제들을 검증하기 위한 새로운 자료 수집을 포함하고 있다. 이러한 재분석에서 Romney와 Faust (1983)는 정보 제공자의 정확성은 그들이 네트워크에서 다른 사람들과 상호작용하는 정도와 관련이 있다는 것을 발견하였다; 네트워크에서 더욱 활발한 사람들은 행동을 보고함에 있어 가장 정확하였다 (r=0.52). Bernard 등의 네 개의 원래 자료 세트의 확장 연구에서 Romney와 Weller (1984)는 정보 제공자의 정확성은 정보 제공자의 신뢰도 혹은 집단에 대한 각 정보 제공자의 일치성과 높은 상관이 있었다는 것을 발견하였다 ($0.79 \leq r \leq 0.98$). 이러한 동일한 문제와 씨름하는 일련의 독창적인 연구들에서 정보 제공자는 규칙적이고 일상적인 유형을 반영하는 행동에 대하여 더욱 정확하게 보고할 수 있다는 것을 발견하였다 (Freeman & Romney, 1987; Freeman, Romney, & Freeman, 1987). 이것들은 중요한 연구이다. 왜냐하면 많은 "타당도" 연구들이 그들의 비교적인 표준, 즉 행동 관찰과 측정이 오류를 포함할 수 있다는 사실을 간과했음을 보여주기 때문이다. 더욱이 마지막의 두 연구는 만약 우리가 규칙적이고 전형적이며 일상적인 행동 유형에 관심을 갖는다면, 그 때는 우리가 정보 제공자의 구두 보고를 신뢰할 수 있게 된다는 점을 밝혔다. 즉, 비록 정보 제공자들이 지난 화요일에 무엇을 했는지에 대하여 보고함에 있어서 약간의 어려움이 있을지라도 행동의 일상적인 유형은 정확하게 보고할 수 있다는 것이다. Johnson과 Miller (1986)는 행동과 인지 사이의 상호일치는 사용한 인지적 측정의 일반화에 따라 달라진다는 것을 발견하였다. 자유로운 분류 작업은 하나의 행동 측정이 다른 것과 상호 관련되는 경우보다 두 가지 행동 측정 도구에서 더 높은 상관관계를 보였다.

이들 연구와 후속 연구 결과는 정보 제공자가 정확하게 보고할 것이라고 기대하는 정보의 신뢰성과 정보의 종류의 측면에서 정보 제공자를 선택할 때 중요한 의미를 가진다. 첫째, 네트워크에서 가장 활발한 정보 제공자들이 행동 보고에서 가장 정확하고 믿을만한 사람들이다 (그림 2.3). 이러한 결과는 주된 혹은 중심적인 사람들은 좋은 정보 제공자를 만든다는 전통적인 지혜를 부분적으로 지지한다 (Whyte

가 발견한 바와 같이). 둘째, 우리는 정보 제공자가 일상적이고 빈번하며 유형화된 사건을 보고함에 있어 보다 신뢰할만하다는 것을 기대할 수 있다. 특이하고 드물게 일어나는 것에 대해 정확하게 보고하도록 정보 제공자들에게 물을 경우 신중함이 보장되어야 한다. 게다가 이는 정보 제공자들이 유형화된 정보를 잘 합성한다는 것과 일반적 질문이나 과제로 그러한 지식을 알게 됨을 보여 준다 (그림 2.4).

활발하다 ⟶ 정확하다 ⟶ 신뢰할 만하다

그림 2.3 네트워크에서의 활동성, 정확성, 그리고 신뢰성의 관계

일반성 (예: 유형화된 행위의 확인) ⟶ 정확성 (예: 실제 행동과의 높은 일치성)

그림 2.4 찾고자 하는 정보와 정확성의 관계

자극 도구와 투사적 보조물의 사용

독자들은 뒷장에서 예로 제시될 자극 도구와 투사적 보조물 (Whyte, 1984)의 광범위한 사용에 주목할 것이다. Weller와 Romney (1988)는 이 시리즈의 초판에서 그런 기술 사용에 관해 논의하였다. 이 기술은 인지인류학에서 광범위하게 사용되었고 심리학에서도 오랜 기간동안 사용하여 왔다. 예를 들어 Collier (1957)는 지방 공장에 있는 몇몇 특색 있는 작업장을 포함하여 마을에 있는 집을 사진으로 찍었다. 그리고 이 사진들을 가지고 정보 제공자들과 함께 논의하여 문화기술적 설명을 풍부하게 만들었다. 게다가 작업장 사진들로 인하여 정보 제공자의 집에서 행한 작업과 관련된 문제들을 중심으로 한 면담이 쉽게 이루어졌다.

Whyte (1984)는 정보 제공자들이 좋아하는 순서에 따라 카드를 정리하는 방식으로 순위 절차를 사용한 것에 대해 논의하였다. 카드는 유리작업장 근로자들이 생산한 조각들로 이루어졌다. 노동자, 감독 혹은 근로 장학생에게 카드를 나

열하게 하고 각자 나열 행위에 대해 설명하도록 요구했다. 그들이 순위에 대해서 공적으로 분석하지는 않았지만 정보 제공자들의 설명은 "일반 면담에서는 나타나지 않는 작업 과정에 관한 감정을 보여주었다"(Whyte, 1984). Whyte는 계속해서 다음과 같이 기술하였다:

> *우리는 카드 나열 방식이 개성, 지위 그리고 인간 관계와 같은 자료를 끄집어내는 데 매우 유용함을 알았다. 예를 들면, 야망 있는 한 젊은 감독은 주로 각 디자인에 투입되었을 것으로 생각되는 어려움의 정도에 따라 그의 작품을 평가하였다. 즉 생산 면에서 더욱 복잡한 작품일수록 그에게는 더욱 고급품이라는 뜻이다 (p. 108).*

투사적 보조물이나 자극 도구는 정보 제공자들에게 항목 간의 관계를 재정립하거나 논의할 기회를 주고 때로는 그들에게 관찰의 기회를 준다는 점에서 유용할 수 있는데, 이런 것은 보다 직접적인 면담으로는 알아내기가 어렵다. 이러한 자료 사용은 정보 제공자들이 한 번에 많은 개념이나 항목에 집중하고 시각화하도록 해주며 더욱 복잡한 상호관계와 차원들을 논의할 수 있게 해준다. 말하자면 정보 제공자들이 체계적인 방식으로 자신을 표현할 기회를 허용한다는 것이다(Boster & Johnson, 1989). 더욱이 기술은 모아진 자극 자료 (예를 들면 다차원 수량화, 요인분석, 일치도 분석)를 귀납적으로 분석할 수 있게 하고 비교의 중요한 이론적 차원의 일반화를 가능하게 하는데, 이러한 이론적 차원들은 정보 제공자 선택에 도움을 줄 수 있다.

요약

두 가지 기본적인 유형이 지금까지 논의한 정보 제공자 선택의 준거이다. 나는 먼저 이들 두 가지 유형 중에서 첫 번째 것을 다루고자 한다. 즉 *준거 1*이라고 언급한 이론적 자격에 관한 준거이다. 두 번째는 타고난 능력에 관한 준거이다; 이는 준

*거 2*라고 명명하게 될 것이다. 이렇게 구분하는 것은 먼저 알 수 있는 준거들 (예를 들어 사회적 역할)과 "심사 도구"(예를 들어 정보 제공자의 협조 성향)로 쓰이는 준거들에 관한 Tremblay의 통찰력 있는 논의와 비슷하다. 나는 정보 제공자 선택을 안내함에 있어 이론의 중요성을 강조하기 위해 지위, 역할, 직위, 전문 기술, 범주나 하위 범주의 구성원 자격, 인격상의 특징, 심지어 지식과 같은 차원을 *이론적 자격*이란 용어로 사용하였다. 이런 기준들은 의식적으로 구체화되고 주의 깊게 연구되고 이론적으로 대표성을 띄고 의미 있는 반면에, 내재적인 능력에 관한 준거들은 개성, 상호간의 심리적 궁합, 상호간의 친화성, 그리고 신뢰관계를 만들수 있는 능력 등의 문제이다. 이론적으로 의미 있고 대표성 있는 정보 제공자의 범위는 첫 번째 준거에 따라 정해지는 반면, 마지막 선택은 두 번째 준거에 달려있다.

정보 제공자 표본에서 이론적인 대표성을 갖는 것을 결정하기 위한 절차는 두 가지 기초적인 구조에 해당한다. 어떤 경우에는 선택된 범주, 지위, 역할 등의 연역적 이론적 지식에 기초하여 결정한다. 다른 경우에는 연구가 시작된 후 범주 혹은 차원들이 나타나면서 결정되기도 한다. 그림 2.5는 대표성을 결정하는 두 가지 기초적인 방법을 도식화한 것이다. 앞서 언급한 바와 같이 이 구조는 이론에서 근거한 것과 자료에 근거한 것에 기초하여 만들어진 것이다.

이론 근거 사례에서 준거 1 요인들은 이론적 범주, 분류, 차원, 유형론, 하부 구조 등 (Arnold, 1970)을 기초로 하여 사전에 결정된다. 따라서 준거 1의 항목은 조직 내의 연역적이고 이론적으로 중요한 기능적 단위에 기초하여 결정될지 모른다. 한편, 자료나 탐색에 근거한 사례에서 준거 1 요인들은 새롭게 발견한 범주나 차원에 기초하여 결정된다 (Glaser & Strauss, 1967). 이러한 대표적인 정보 제공자들은 요인 분석에서와 같이 단일 차원을 따라 그들의 지위에 기초하여 선택되거나 비공식적 하부 집단의 회원 자격에 기초하여 선택된다. 각각의 경우에 동일한 준거 2인 명확성, 성격, 그리고 적합성 등의 고려 사항이 마지막 선택에 영향을 준다.

끝으로 정보 제공자와 주요 정보 제공자 간의 차이에 관해 다루고자 한다. 지금까지는 둘 사이의 차이를 충분히 다루지 않았는데 여기에는 한 가지 이유가 있다. 문화기술자가 긴밀하게 작업하고자 하는 개인인 주요 정보 제공자는 이론적으로 대표적인 정보 제공자들의 무리로부터 선택하는 것이 필수적이다. 그렇게

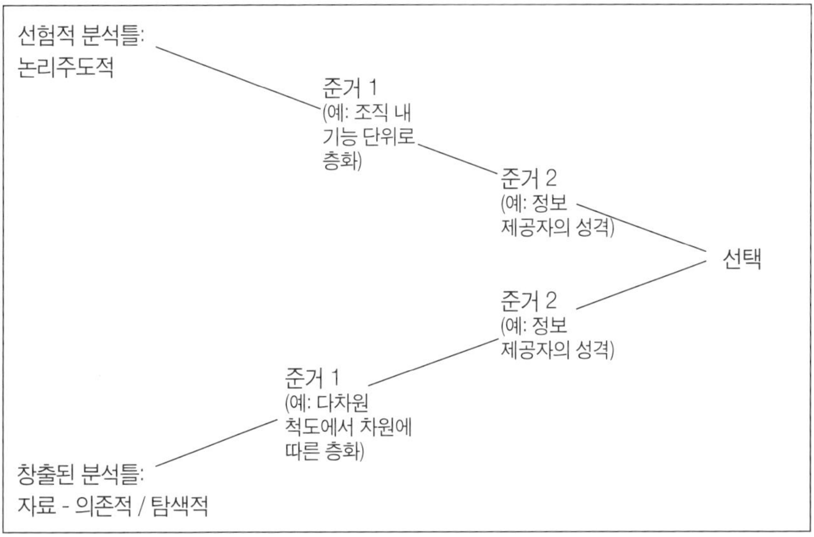

그림 2.5 준거에 기초한 정보 제공자의 선택과 분석틀

함으로써 문화기술자는 한 명 혹은 소수만을 의지해서 얻게 되는 잠재적인 편견을 좀 더 완전하게 이해하게 된다. 더욱이 정보 제공자 집단에서 선택하는 것은 준거 2의 고려 사항들을 능가하는 주요 정보 제공자 혹은 문화기술자가 긴밀한 관계를 맺고 싶어 하는 사람들을 찾을 기회를 늘려 준다.

마지막으로, 이미 말한 바와 같이, 이제 *의식적인* 배경에서 선택되지 않고 오히려 *우연히* 발견된 정보 제공자들의 중요성을 기술할 수 있다. 방대한 문화기술적 연구는 가장 비체계적인 선택과 관련 있다. 즉 운이 좋게도 뜻밖에 만난 정보 제공자들을 이용한 것이었다. 그런 선택은 초기 문화기술적 연구에서는 중요하며 이런 정보 제공자로부터 얻어진 지식은 결코 가치 없는 것이 아니다. 그러나 문화기술자는 잠재적인 편향을 알고 더욱 체계적인 관점을 얻기 위해 그런 정보 제공자들의 이론적 대표성을 소급해서 결정해야만 한다. 그런 정보 제공자들이 준거 1의 어떤 고려 사항과 맞는지 알게 된다면 문화기술자는 우연히 만난 정보 제공자들로부터 얻어진 자료를 이론적 틀 안에 놓을 수 있다.

다음에 이어지는 세 개의 장은 다양한 맥락에서 정보 제공자를 선택한 예를 보여준다. 선택은 위에 제시된 분석틀의 관점에서 논의되고 이론에 근거한 예시에서 자료에 근거한 예시로 옮겨갈 것이다.

각주

1. 근로 의욕에 관하여 말할 능력이 있는 사람이 필요해서, 기계적인 성향을 지닌 전문가는 선택의 대상으로 고려하지 않았다. 왜냐하면 이들은 잘 파악하기 어려운 사회 심리적 사항에 대해서 말하기가 어렵다는 것을 느꼈기 때문이다.

3. 선험적 틀에 기초한 선택

이 장은 정보 제공자를 선택함에 있어서 논리 주도적 틀을 이용한 몇 가지 예시를 제공한다. 이 예시는 선택 과정에서 연역적 지식을 엄격하게 적용하는 것부터 시작하여 두 가지 틀의 특징들을 지닌 사례들로 점진적으로 이동한다.

문화기술적 접근의 다양한 방법의 장점이 본 장의 예시에서 분명하게 드러난다. 질적 자료는 조사 도구를 구축하고 표본을 설계하고 가설을 구성하는데 유용하다(Tremblay, 1957). 또 한편으로 조사 연구 결과들은 더 깊은 질적 탐구가 필요한 현상을 파악하는데 도움을 줄 수 있다. 그러므로 본 장에서는 선택 기준을 결정함에 있어서 연역적 가정의 사용을 보여주는 것 이외에도 조사 연구와 문화기술적 정보 제공자의 선택 사이에 있는 상호 유용한 관계에 대해 보여 주고자 한다.

틀 구체화하기

많은 사람들에게 현장 연구라고 하면 부츠를 신고 카키색 반바지를 입은 용감한 문화기술자가 아마존의 깊은 정글 어딘가의 고립된 사냥꾼이나 채집자들의 집단과 함께 사는 이미지를 떠올릴 것이다. 또 어떤 사람들에게 문화기술적 연구는 험악한 도시 빈민가에서 폭력단, 범죄자, 그리고 이들의 희생자들로부터 자료를 모으기 위해 노력하는 연구자를 가장 대표적으로 떠올릴 수 있다. 그러나 현장 방법은 아마존 정글이나 빈민가 거리처럼 미국 기업의 중역 회의실에도 적용할 수 있다. 비록 현장 연구가 어떠한 세팅에도 적합한 연구라 할지라도 조직 내에서의 현장 연구는 독특한 특징들을 지니고 있다. 선험적 틀의 적용은 공식적인 조직과 같이 보다 경계가 뚜렷한 연구 세팅에서 무난히 쓰여 왔다.

Scott (1965)는 조직이란 공통된 관계 네트워크에서 함께 존재하면서 공통의 가치를 나누고 고도로 차별화된 세계에 참여하는 구성원이란 점에서 다른 집단과 다르다는 점을 관찰하였다. 게다가 조직은 공식적이며 시공간적으로 고정되어 있는 경향이 있어 보다 구체적이고 명확한 목적과 형식적인 행동 규제를 갖는다. 이런 모든 것들이 참여 관찰의 양식, 조직에 들어가기, 궁극적으로는 정보 제공자 선택 등의 연구 설계에 영향을 준다.

이러한 특색이 주어지면 정보 제공자의 대표성, 정보 접근성, 그리고 지식은 공식적 체계와 비공식적 체계의 차이에 의해 영향을 받게 된다. 예를 들면 Dalton (1964)은 믿고 의지할 만하고 개방적이고 캐묻지도 않으면서도 위험 감수를 두려워하지 않는 사람들, 즉 그가 절친한 친구라고 부르는 정보 제공자뿐만 아니라, 연구자의 관심 주제의 세부 사항에 근접했던 사람들까지도 찾았다. Dalton은 정보 제공자의 수를 다른 전략적 요인들보다 덜 중요하게 간주하였다: "대상자 수는 정보 제공자의 지위, 신뢰성, 지식, 그리고 연구자와의 친밀 관계와 비교하여 볼 때 덜 중요해 보였다" (p. 66). 그런 식으로 Dalton은 준거 1과 준거 2의 고려사항 모두에 관심을 보였다.

다른 세팅에서 문화기술적 연구를 수행할 때와는 달리 조직 내에서의 공식적인 역할과 기능 단위와 담당 부서들을 사전에 알 수 있고 그들의 특징들을 명확히 기술할 수 있다. 이와 같이 조직이 경계와 형식을 잘 갖추고 있다는 사실은 역할과 지위에 관한 선험적 지식에 많은 의미를 제공한다. 역할과 지위에 관한 선험적 지식과 조직 이론을 합치면 정보 제공자 선택 과정이 원활하게 잘 돌아갈 것이다.

조직이나 다른 세팅에서 정보 제공자를 선택할 때 중요한 보조 도구는 Miles와 Huberman (1984)이 "디스플레이"라고 부르는 것이다. 디스플레이는 공간적인 형태에서 정보의 체계적인 대표성을 제공하는 단순한 도구이다. 그런 형식적인 디스플레이는 종종 매트릭스의 형태를 취한다. 다른 유사한 사례로는 어느 보육원의 문화기술지에서 사용된 Schwartman (1983)의 의사소통 배경 행렬이 있다. 내가 수행한 알래스카 연구의 예를 들자면 나는 정보의 범위, 접근 가능성, 그리고 유형을 분석하였는데 이들은 연어잡이 캠프에서 "현역으로" 활동하는 참여관찰자에게 유용한 것이었다 (Johnson, 1982). 본래는 현장 연구자의 역할을 이해할 목적이었지만 그 분석은 정보 제공자 선택에 똑같이 적용할 수 있다. 표 3.1은 다른 역할 구성원과 상호작용하는 능력, 정보에 대한 접근, 그리고 조직 내에서의 권력과 같은 것에 비추어서 사회적 역할의 특정한 측면들을 분석한 것이다. 예를 들면, 작업장 조직에 관한 문화기술적 관찰과 이론적 사전 지식 모두 그런 디스플레이를 구축하는데 도움을 줄 수 있다. 이 경우 정보 유형과 조직 내 권력은 연구 대상인 조직의 특성에 따라 어느 정도 결정된다. 업무의 다양성, 기술적 상호 의존성, 작업 속도의 통제, 기술적 수요, 위험, 위협, 그리고 불확실성과 같은 것들이 이론적으로 중요한 결정 요소로 보여진다. 예를 들어 고위직은 고도의 통합과 상호

표 3.1 작업장 조직에 따른 고기잡이 캠프 안에서의 사회적 역할의 특성

정의된 사회적 역할	다른 역할들과 상호작용할 능력	정보 접근성	조직분야로의 접근성	조직 내 권력	권력의 기초
선장	저	국소적, 구체적, 제한적	저	보통 높음	기술, 자본 투자
선원	저	국소적, 제한적	저	보통 높음	기술과 고된 작업
목수	고	다양	고	보통 높음	기술, 기술적 지식, 자원의 통제
기술과장	중	다양	고	보통 높음	기술, 기술적 지식, 자원의 통제
요리사	중	다양	보통으로 높음	보통	기술, 자원의 통제
사무관리자	중	국소적, 구체적, 제한적	저	고	기술, 서류와 자원의 통제
목수장	중	다양	중	고	기술, 기술적 지식, 자원의 통제
폭력단	고	다양	고	중	호의를 행할 능력
지휘자(소장)	저	국소적, 구체적, 제한적	저	매우 높음	의사 결정 지위
항만기술자	고	다양	고	높음	기술, 기술적 지식, 자원의 통제
심부름꾼	고	다양	보통 높음	보통 높음	자원의 통제
부속선 임부	저	제한적	매우 낮음	매우 낮음	제한적
야간 경비	고	다양	저	저	제한적
부기계원	중	중	중	보통	자원의 통제

의존이 관여하는 작업 환경에서 높은 수준의 기술과 낮은 수준의 반복성 그리고 최소량의 단순 공정 작업을 갖는 것으로 특징지어진다 (Blau, 1964). 다른 칸은 관찰을 통해 결정 된다; 예를 들어 사회적 유동성은 사회적 역할을 행하는 구성원들이 얼마나 자주 다른 사람들과 섞이는가에 따라 결정된다. 정보 제공자를 구분하는 범주의 범위를 확인하기 위해 어떤 유형론에 기반을 두었는지 혹은 다른 수단에 기초했는지에 따라 얼마든지 다른 종류의 틀이 구성될 수 있다.

이는 공식적이거나 기능적인 요인들이 정보 제공자의 대표적인 표본을 선택함에 있어 유일한 근거라는 소리는 아니다. 비공식적 네트워크나 관계들이 조직 행동을 이해함에 있어 중요하다는 증거가 많이 있다. 예를 들어, Krackhardt와 Kilduff (1990)는 조직 문화의 출현과 변경을 이해함에 있어 비공식적인 사회적 상호작용의 중요성을 지적하였다. Krackhardt (1990)는 비공식적인 네트워크에 관한 행위자의 이해가 조직 안에서의 권력에 어떻게 영향을 미치는가를 기술하였다. Boster 등(1987)은 조직에 관한 다양한 지식은 비공식적 네트워크 안에서의 공식적인 지위와 직위 두 가지 모두에 작용함을 발견하였다. 그러므로 대표적인 정보 제공자를 선택함에 있어 의외의 비공식적인 방법이 중요한 범주 발견에 유용할 수 있다. 더욱이 디스플레이와 비공식적 네트워크를 조합해서 사용하면 조직과 다른 연구 세팅의 내부와 외부 전반을 잘 포함시킬 기회를 더 많이 얻게 될 것이다. 이러한 사실들은 제 4장에서 더욱 자세하게 고찰할 것이다.

다음과 같은 사례는 이 장과 다음 장에서 유사한 형식을 갖는다. 각 예시에서는 이용된 이론적 틀의 유형과 정보 제공자 선택 기준의 구체적 요인에 관한 아이디어를 주기 위하여 목적, 목표, 그리고 가설들을 설명해 줄 것이다. 덧붙여 정보 제공자 선택을 위해 이용되는 특정한 방법들이 논의되고 조명된다. 본 장의 사례들은 보다 이론에 근거한 틀의 적용을 보여주기 위한 것이다. 그러나 이 사례들이 나타내는 바와 같이 이론적 틀은 엄격하게 이것 아니면 저것일 필요는 없고 오히려 다양한 수준에서 준거 1의 요건을 결정하기 위해 두 가지 요소가 모두 관여할 수도 있다. 우리는 선험적 가설에 근거한 가장 강력한 기틀의 좋은 예가 되는 연구로 설명을 시작하고자 한다.

사례 A:
정보 제공자 선택과 사례 군집 방법

McClintock 등 (1983)은 조직들을 대상으로 한 질적 사례 연구에서 조사 방법이 갖는 기본 논리를 적용하는 것에 관심을 가졌다. 그렇게 함으로써 분석 단위를 분명히 하는데 이용될 수 있어서 이론적으로 대표될만한 정보 제공자들을 가려내는 것에 관심을 가졌다. 이 작업은 방법론에 초점을 맞추었고 다양한 조직 내 정보 제공자들의 행사 계획, 선택 상황, 그리고 과제 확인에 관한 정보를 제공하는 세 가지 사례를 기술하였다.

배경: 목적, 목표, 가설

정보 제공자의 표본 추출과 분석 단위는 반복할 수 있어야 하고 편향이 없어야 한다는 것이 중심이 되는 논제가 된다. 이론적 지침을 이용해서 정보 제공자와 분석 단위를 선택하면 이러한 편향을 통제할 수 있다. 그런 지침은 층화와 군집화에 관여되는 확률 표본 추출에 있어서도 중요하듯이 정보 제공자와 분석 단위 모두를 위한 표본 계층과 사례 군집 결정에서도 중요하다. McClintock 등 (1983)에 따르면 사례 군집 방법의 중요한 특성은 사례 연구를 위한 분석틀이 사전에 분명하고 논리정연하게 기술되는 것이다. 사후에 과거로 소급한 분석 가이드를 사용해서는 안 된다. 이는 사례들간의 일반적인 비교를 촉진시키고 사건의 상대적 빈도에 관하여 통찰할 수 있게 한다.

계획, 선택, 업무에 대한 정보 제공자의 지식

다음 세 가지 각각의 사례를 보면 McClintock 등 (1983)은 동기화되고 분명하고 정확하고 지식이 풍부한 정보 제공자를 찾았다. 정보 제공자의 지식에 대한 기대는 선험적 이론의 고려 사항 (즉, 준거 1, 준거 2 모두에 대한 관심)에 근거하여 결정되었다. 그들의 첫 번째 예는 조직 공공부문 내에서 계획하는 접근 방법을 탐구하는 것이었다. 선택은 중개인, 정보 제공자, 그리고 다양한 사례와 관련된 분석 단위의 층화 표본을 통하여 결정되었다. 층화 표본에 있어서 "기본적 근거는 조직적 계획의 이론적 모형과 인적 서비스 계획 및 전달 체계 구조에 기초하였다" (p. 153). 이러한 기준에 따라 선정된 정보 제공자는 "계획되는 사건들이 기능적으로 이루어지는 과정"을 열거하는데 도움이 되었다 (p. 153). 선택된 정보 제공자는 조직에서 기획자, 관리자, 그리고 외부인으로서 특정 역할을 하였다. 기획자들은 기획 결과물의 직접적인 준비에 관여하였다. 관리자는 기획 산물을 소비하는 사람들이었다. 외부인은 기본적으로 제 3자로서 때로 기획/소비 과정을 관찰하거나 기획자 혹은 관리자들과 어떤 식으로든 상호작용을 하는 사람들이다.

두 번째 예에서 McClintock 등 (1983)은 공공복지 대리점을 배경으로 하여 의사결정 이론의 일반성을 검증하고자 하였다 (Cohen, March, & Oslen, 1972). 여기서 정보 제공자들은 대리점의 기능적 단위내 지위에 기초하여 선택되었다. 이전과 같이 정보 제공자들은 분석의 단위, 이 경우는 상황 선택 (예를 들면, 면담의 결과로써 수행할 행동)을 열거하는 데 이용되었다. 정보 제공자들이 선택된 기능 단위의 3가지 일반적인 범주에는 수입 관리, 서비스, 그리고 행정이 포함되었다. 이들은 각각 대부분 감시자를 포함하였다. 그림 3.1은 분석 단위와 관련된 표본 설계를 보여준다.

세 번째 예는 복잡성과 예측성이란 측면에서 조직 내에서 업무가 얼마나 다양한가에 관한 연구와 관련이 있다. 정보 제공자 표본은 업무 분류에 근거한 층화로 선택하였다. 연구자는 예산이나 타이핑과 같이 너무 구체적이지도 않지만 그렇다고 너무 일반적이지도 않은 업무에 관해 정보 제공자들로부터 설명을 받아냈다. 정보 제공자를 선택한 범주에는 관리자, 교원, 비교원 전문직, 사무/보수직이 포함되었다. 업무의 범주는 복잡성, 예측성 그리고 업무의 불확실성 정도를 기준으로 비교하였다.

논의

이것은 이론에 근거한 틀의 좋은 사례이다. 정보 제공자가 선택된 범주는 조직계획 이론과 같은 이론적 관심에 기초하였다. 이 접근의 주된 이점 중의 하나는 McClintock이 보여주듯이 사례 군집과 영역에 대한 양적 측정이 다른 사례들과의 체계적인 비교를 촉진한다는 것이다. 그들은 이것을 비슷한 사례연구와 보

분석 단위 선택 상황의 유형		
정보 제공자 유형	관리자	서비스 전달자
수입 관리		
서비스		
행정		

그림 3.1 정보 제공자와 선택 상황을 위한 층화 표본 설계
출처: McClintock et al.(1983, p. 163).

통 연관되는 외적 타당성의 문제를 강조하는 수단으로 보았다. 더욱이 그런 과정은 반복할 수 있고 (이론적 기준에서 보았을 때) 편향적이지 않다는 장점이 있다. 단지 이 방법으로 어떻게 이들 세 가지 예와 연관된 연구 결과가 나오게 되었는지를 판단하기는 어려운데 그 이유는 본래의 연구에 대한 대부분의 인용이 출판되지 않았거나 초록만으로 제공되었기 때문이다.

사례 B:
빈곤 연구에서의 주요 정보 제공자

이번 사례는 다양한 방법으로 접근하는 문화기술적 연구에 있어서 주요 정보 제공자 선택을 위한 보다 전형적인 적용 방식을 보여준다. 정보 제공자 선택을 위한 지침으로 조사 자료를 이용한 다음의 예와는 달리 이 사례에서는 연구 집단을 선택하고 조사 도구를 구성하는데 주요 정보 제공자가 도움을 주었다. 이 사례는 빈곤에 관한 Tremblay (1957)의 연구에 기초하며 제 2장에서 부분적으로 논의하였다. 여기에서는 정보 제공자 선택에 관한 Tremblay의 기준에 대한 논의는 제외하고 이들 준거를 근거로 한 주요 정보 제공자들의 실제적인 선택에 관해 더욱 자세히 살펴보겠다.

배경: 목적, 목표, 가설

Tremblay의 원래 연구는 스털링주(Sterling state)의 빈곤에 관한 연구로서

1957년 주요 정보 제공자 기법에 기초한 논문이다. 연구 대부분의 구성 요소는 대규모 조사였다. Tremblay는 연구 초기 단계에서 자신을 도울 주요 정보 제공자를 찾아내어, 공동체와 관련된 질문이 타당하고 적합하게 선택되었음을 확신하고자 하였다. 제 2장에서 언급한 바와 같이 주요 정보 제공자들은 가난과 부에 대해 서민들이 갖고 있는 정의를 제공할 수 있었고 공동체들간의 상대적 빈곤과 그것의 "진정한" 경계를 결정하는데 도움을 줄 수 있었다.

주요 정보 제공자에 대한 예비적인 선택은 행정구역인 군(district)의 정치 구조 안에서의 지위와 경제적 상황 관련 지식과 정보의 양과 같이 보다 공식적인 기준에 기초하였다. 첫째, 이러한 요구 조건에 맞는 역할에 대한 예비 목록을 만들고 각 역할에 해당하는 군 내부의 사람 수를 확인하였다. 이들의 공식적인 역할은 "은행원, 대규모 고용자, 그리고 지방자치단체와 사회복지 요원뿐만이 아니라 신문기자나 의사들과 같은 역할을 포함하였다" (p. 694). 둘째, 행정구역인 군은 서로 다른 지방자치단체로 나눠었기 때문에 양쪽에서 발견할 수 있는 역할을 위해 정보 제공자는 동일한 수를 선택해야만 했다. 이것이 주요 정보 제공자 선택을 위한 예비 설계를 나타내는 것이다.

일단 현장 연구를 시작한 후, 몇 가지 이유에서 Tremblay는 본래의 설계에서 벗어나게 되었다. 첫째, 그는 어떤 역할이 중첩됨을 발견하였다: 예를 들면, 제재소를 소유한 사람들이 자치도시의 고문이기도 했다. 이 경우 원래 설계에서 요구된 둘 대신에 오직 한 개의 면담만이 이루어질 수 있을 것이다. 많은 사람들이 관련 지식이 부족한 관계로 정보 제공자 선택에서 제외되었다. 게다가 연구자는 정보통인 정보 제공자들에게 보다 자주 의견을 구했고 그 결과 원래 목록에 있던 어떤 정보 제공자들과 접촉하는 데는 제한이 있었다. 기대했던 대로 일부는 성격 차이로 인해서 현장 연구자와 정보 제공자간의 관계 형성이 어려웠다. 다른 사람들은 접근 문제 때문에 면담이 이루어지지 못했다 (두 명의 은행원은 회사 상사로부터 허가를 받을 필요가 있었다). 마침내 이전의 정보 제공자들의 추천으로 다른 정보 제공자들이 목록에 추가되었다.

표 3.2는 원래 설계에서의 역할과 그것으로부터 벗어난 부분을 보여준다. 표에서 분명하게 알 수 있듯이 현장 작업 과정 중에 새로운 역할이 많이 추가되었다. 이와 같이 정보 제공자 선택은 비록 이전의 가정에 의해 근본적으로 좌우될

표 3.2 주요 정보 제공자와의 면담 설계의 변이

역할	설계된 면담 횟수	실제로 행해진 면담 횟수
참의원	21	6
지사	2	2
사무직	2	2
기자	2	1
제재소 소유자 회사경영자	8	6
의사, 복지사무원	12	7
은행원	5	2
농부	0	3
입법의원	0	2
전력소장	0	1
세무원	0	1
상점 주인	0	1
어부	0	1
목사, 신부	0	1
양식장 주인	0	1
판매원	0	1
장학사	0	1
농경가	0	1
창고소유자	0	1
총합 (19 가지 역할)	52	41[a]

a. 모두 합쳐 총 41개의 주요 경제적 역할을 가진 28명의 주요 정보 제공자가 있다. 중복 역할 때문에 두 개의 숫자에서 차이를 보인다.
출처: American Anthropological Association from Tremblay(1957, p. 695).

지라도 새로운 증거나 정보의 관점에 따라서 바뀔 수 있다:

간단히 말해서 정보 제공자 선택은 연령, 성별 그리고 거주 지역이라는 대표성에 기초하지 않았다. 이들은 어떤 판단에 의해 선택된 주요 정보 제공자라기 보다는 무작위로 선택된 응답자라면 후자가 중요할 것이다. 이 연구에서는 그 군의 공동체들에 관하여 깊은 지식을 가지고 있으며 면담자에게 그 지식을 전달할 수 있는 능력이 있는 사람을 중심으로 주로 선택하였다. 균형 있

는 설계는 정확한 의사소통 능력과 함께 높은 지식을 겸비한 개인을 만날 기회를 극대화하는데 매우 유용하다. 요약하자면 그들이 종사하는 공식적인 역할을 먼저 조사하는 것이 "좋은" 정보 제공자를 찾는 방책이다 (p.696).

각각의 주요 정보 제공자에게 시각적 보조 도구로서 지도를 제시하고 "그들이 가장 잘 아는 공동체를 고려하여 물질적 풍요의 연속체로 순서를 정하도록" 요구한 것은 주목할 만큼 흥미로운 것이다 (Tremblay, 1957, p. 696). 지도를 검토한 후에 정보 제공자들에게 가장 빈곤한 공동체와 가장 부유한 공동체를 지적하고 그 이유를 설명하도록 부탁했다. 정보 제공자들에게 가장 부유한 쪽에서 아래쪽으로 이동하도록 했다가 가장 빈곤한 쪽에서 위쪽으로 이동하도록 하는 과정을 계속 요구한 끝에 결국 "평균"에 이르게 되었다. 이러한 심층 면접 과정에서 정보 제공자들이 보여준 반응과 이유는 현장 연구 노트에 자세하게 기록하였다.

논의

이 연구가 중요한 이유는 역할과 능력에 기초하여 정보 제공자를 선택하는 것이 중요하다는 관심을 보인 초기의 예라는 점이다. Tremblay는 분명히 신뢰성과 타당성의 문제를 알고 있었고 정보 제공자를 선택함에 있어 분명히 정의된 전략을 제공하였다. 그의 방법이 가능한 정보 제공자의 대표 집합을 포함하고 있었는지는 확실하지 않다. 그럼에도 불구하고 주요 정보 제공자를 활용하여 수집한 정보는 더욱 타당하고 의미 있는 연구가 되게 하였고 특히 조사연구에 있어서 그랬다. 더욱이 연구의 선택 준거에 대한 분명한 관심은 비교와 반복 모두를 용이하게 만들었다.

이는 또한 논리주도적 틀과 창출된 틀을 절충시키는 좋은 예이다. 가장 잘 알고 있는 사람들에 기초하여 사전에 일련의 역할들을 선택한 반면, 실제에서의 선택 전략은 새로운 자료의 견지에서 변화되었다. 예를 들어 정보 제공자들의 추천을 통해 중복 역할과 정보를 잘 알고 있는 다른 역할을 발견함으로써 실제 참여한 정보 제공자 집단의 마지막 구성은 변화되었다.

이러한 방법론적인 논문이 기초로 했던 더 큰 규모의 연구는 코넬 대학이 노바스코시아(Nova Scotia) 지역의 공중보건학부와 공동으로 수행되었다. 연구의 결론이

Tremblay 논문에 포함되지는 않았으나 결론에서 그는 다음과 같이 언급하였다:

> *훗날에 우리는 이 논문에서 기술된 방법에 대한 타당성 검증 결과를 출판하기를 바라며 우리의 연구 과정에서 얻어진 연구 결과와 다른 연구 도구를 이용하여 얻어진 결과들을 비교할 수 있게 되기를 바란다* (p. 698).

그러나 그 후에 여기서 언급한 연구 방법이 보고된 결과물을 찾을 수 없었다.

사례 C:
표준화된 지표와 정보 제공자 선택

복잡한 사회가 초래한 이질성으로 인해 비교적 적고 동질적인 공동체 연구에서 사용되어 온 전통적인 문화기술적 방법들은 비난을 받아 왔다. Robbins 등(1969)은 복합적인 사회 연구에 있어서 이런 전통적인 방법의 "실행가능성"에 관해 주목하였다. 이들은 연구에서 대표성과 심층적인 문화기술적 자료를 추구함에 있어서 통계 분석 방법의 유용성을 논의하였다.

배경: 목적, 목표, 가설

Robbins 등(1969)은 더 큰 사회체계에 내재된 다양성과 복잡성으로 인해 전통적인 문화인류학적 접근은 위험에 처했다고 느꼈다. 문제의 일부는 신뢰할 수 있고 대표적인 정보 제공자나 사례 (예. 가구)를 선택하는 일에 있었다. 그들은 사례를 선택함에 있어서 문화기술자들을 안내해 줄 수 있는 기술을 찾고자 했다.

이 연구는 동아프리카의 바간다족의 문화적 정체성, 문화 변용, 그리고 근대화에 초점을 두었다. 저자들은 근대화로 인해 나타난 다양한 공동체 구성원들의 변이들로부터 깊은 인상을 받았다. 서양 교육을 받고 자가용을 소유한 사람들은 전통적인 가옥에 거주하며 전통적인 옷을 입고 사는 사람들과 인접하여 살았다.

이 연구에서 조사된 부분은 109개의 가구로서 한 교구의 6개의 농촌 마을에서 무작위로 선택되었다. 조사 도구는 (a) 인구 조사와 인구학적 정보, (b) 문화 변용과 근대화 지표를 찾는 질문을 포함하였다.

문화적 변용과 선택

문화 변용(acculturation)의 정도에 따른 사례들을 구별하기 위해 다양한 질문이 사용되었다. 서구 상품들의 소유뿐만 아니라 서구적 이념과 가치에 노출되거나 채택된 것과 관련 있는 총 80개 변수가 선택되었다. 이분법으로 구성된 변수들은 주요 성분분석에 따라 80×80 매트릭스를 만들어낼 정도로 상호관련이 있었다. 주요 성분분석은 80개 변수들 가운데 수학적으로 불필요한 것을 요약하는데 이용되었고 그 결과 몇 개의 요약 변수를 만들어냈다. 이렇게 만들어진 지수나 요인들이 원래의 변수들과 선형적으로 관련된 세트를 구성한다. 한 요인에 대한 단일 변수의 기여는 그것의 요인 하중으로 나타내었다. 각 요인의 중요성은 고유값(eigen value)에 따라 결정된다. 방법과 함께 이와 유사한 기술이 갖는 분명한 이점은 단지 몇 가지 영역 내에서 변수 세트 사이의 복잡한 상호관계를 보여준다는 것이다.

표 3.3은 Robbins 등 (1969, p. 231)의 제 1 요인을 보여주는 분석 결과이다. 여기서 알 수 있는 바와 같이 제 1 요인은 문화 변용 지수이다. 이 요인과 높은 상관을 보인 변수들은 잡지 읽기, 영어로 말하기나 읽기, 그리고 현대화된 음료 선호와 같이 모두 서구의 영향을 받은 것으로 간주할 수 있다. 한편 제 2 요인은 (표에서 보여주지 않았지만) 사회적 주변성의 지표가 되는 것으로서 그 특색은 핵가족, 독신, 독주에 대한 선호, 전통적인 술 마시기, 그리고 물질적 무소유를 포함하고 있다. 다른 요인들은 남은 변량을 거의 설명하지 못했기 때문에 제시하지 않았다.

개별 사례들은 각 요인에 대한 점수로 파악될 수 있다. 이는 Robbins 등에게 대표성 있는 정보 제공자를 선택하는 기준을 제공하였다. 따라서 문화 변용 영역에서 높은 점수를 가진 사람은 서구문화의 영향을 분명히 받아온 사례일 것이다. 이 영역에서 낮은 점수를 받은 사례들은 일반적으로 보다 전통적인 관습에 익숙한 세대로 구성된다. 이 점수를 기초로 해서 사례들의 순위 (예를 들면 가장 문화변용이 많은 사례에서 적은 순으로)를 매길 수 있다.

표 3.3 주요 요인분석에 따른 제 1 요인

요인 1 변수와 하중			
잡지 읽기	.70	루간다어나 영어 이외 언어를 말함	.43
은행	.69	9년 이상의 교육	.43
콘크리트 바닥의 집	.67	항상 원주민복(Kanzu)을 입지는 않음	.42
영어를 읽을 수 있음	.67	2대 이상 짐차를 소유	.40
영어를 말할 수 있음	.62	음바라라(Mbarara)에 가본 적 있음	.39
유럽산 맥주를 마심	.61	조롱박보다 유리잔에 음료수를 마시기 선호	.39
현대적 음료수를 선호	.61		
콘크리트 벽의 집	.59	배우자의 교육기간이 4~8년	.38
난로를 소유	.56	건물의 지붕이 철이나 타일	.34
40세 이상	-.56	확대가족	.34
라디오 소유	.55	배우자의 직업-서양적	.34
증류된 음료수 선호	.54	배우자의 교육기간이 9년 이상	.34
서구적 직업	.51	캄팔라에 가본 적 있음	.33
다리미 소유	.50	바나나맥주를 마심	-.32
루간다어를 읽음	.49	시골을 벗어난 적 있음	.31
4~8년의 교육기간	.49	자전거 소유	.31
부부가 함께 식사	.45	비기독교인	.31
쫙 펴진 머리	.45	전통인으로 자기증명	-.31
4개 이상의 방이 있는 집	.45	배우자가 40세 이상	-.31
직업-서양적	.44		
루간다어나 영어 이외의 언어를 읽음	.44		
철근이나 타일로 된 지붕을 가진 집을 지음	.43		

출처: Robinsons et al. (1969, p. 231)

표 3.4는 문화 변용이란 제 1 요인의 상위 3개와 하위 3개의 사례 점수 및 순위를 보여준다. Robbins 등 (1969)은 2번째로 높은 사례를 다음과 같이 묘사하였다:

서구문화에 상대적으로 많이 노출되는 것은 정규 교육에서 나타났다. 부인은 초등학교 (6년)만을 나왔음에도 가장은 대학교육을 받은 것으로 나타났

표 3.4 선택된 6개 사례의 제 1요인 점수 및 순위

사례	요인	
	점수	순위
52	15.6835	1
10	15.4945	2
8	14.5842	3
9	0.8190	107
70	-0.9760	108
92	-2.1782	109

출처: Robbins et al. (1969, p. 232)

다. 13명의 아이들 가운데 11명은 중등교육을 받았거나 최근에 중등교육 과정에 등록을 하였다. 2명의 어린 아이는 초등학교 재학 중이다. 서구화 형태에 대한 높은 노출은 단파 라디오 소유와 Taifa 정기구독, Uganda Argus 신문 구독을 하는 것으로 나타났다 (모든 세대주들은 루간다어와 영어 둘 다 읽는다). 유럽-아메리카 문화에의 접근성 혹은 서구적인 양식에 참가하기 위한 자금 또한 명백한 지표이다. 예를 들어 그 세대주는 넓은 대지를 소유하고 이전에 정부 고위직에 근무했었다. 동시에 높은 수입으로 자녀들의 학비를 지불할 수 있고 몇몇 이민자 소작농을 고용하고 서구 물품을 구입할 수 있다. 그는 또한 은행 일과 같은 현대적인 돈의 사용 기술에 익숙하다. 서구문화를 확인하는 것은 여러 방식에서 분명하다. 가장 눈에 띄는 것은 콘크리트와 타일로 만들어지고 전기 시설이 갖춰진 현대식 주택을 소유하고 있는 것이었다. 다른 주목할 만한 특징으로는 가정주부들이 곱슬머리카락을 폈다는 점과 유럽식 맥주와 쉐리주 등을 선호하고 바나나 맥주와 같은 전통적인 음료는 사절하는 점을 포함한다. 그들은 또한 우간다 교회에 속해 있고, 일부다처제, 춤, 그리고 음주와 같은 전통적 관습을 금하고 있었다 (p. 232).

위의 내용은 문화 변용의 극단적인 예이며 다음은 하위를 차지한 사례에 대한 설명이다:

> *이 가정에는 혼자서 정원을 가꾸며 사는 68세 노인 여성이 있다. 이 여성은 학교에 한 번도 가본 적이 없어 루간다 말이든 영어든 읽지도 쓰지도 못한다. 낮은 수입으로 짐꾼을 쓸 수도 없고 저금은 할 수도 없으며 경제적으로 도유럽-아메리카 문화의 물질적 속성에 접근하기 어려웠다. 이런 응답자의 전통에의 귀속 의식은 둥근 초가집에 살고 있음과 곱슬머리카락, 그리고 바나나 맥주로 알 수 있다. 그 여성은 "근대적인 유럽형" 아프리카인이나 "혼합형"이라기보다는 "전통적인" 사람으로 자신을 평가하였다 (p. 232).*

그러므로 정보 제공자들은, 최소한 이 적용에서는, 그들이 문화 변용의 특징을 나타내는 정도에 따라 인식될 수 있으며, 문화 변용은 주요 요인 분석을 통해 귀납적으로 결정된다. 사례는 다른 모든 것과 비교하여 상대적으로 이해될 수 있고 정보 제공자는 분명하고 반복 가능한 절차에 근거하여 선택될 수 있다.

논의

Robbins 등(1969)은 이러한 방법에 대한 몇 가지 장점에 대해 논하였다. 어떤 요인을 명확하게 정의하는데 도움을 주려고 사례들을 이용하는 것은 모호하고 명확하지 않을수도 있다는 점에 주목하였다. 더욱이 이 절차는 요인들에 대한 외적 타당성을 평가해야 하는 여지를 남긴다. 이러한 방법의 다른 중요한 측면은 주어진 영역에 따라 사례들의 위치에 대한 상대적인 이해가 있기 때문에 대표성 손실에 대한 두려움 없이 정보 제공자들을 다른 사람으로 대치할 수도 있다는 것이다. 이는 정보원들이 돕기를 거부하거나 문화기술자들의 통제를 넘어선 (예를 들면 질병) 이유 등으로 연구 도중 탈락될 때 종종 일어날 수 있다. 게다가 영역에 따라 각 세대의 위치에 대한 상대적 이해를 통해 생길수 있는 편견을 걱정하지 않고 준거 2 요인들에 근거하여 정보 제공자들을 선택할 수 있게 한다. 마지막으로 각 사례는 통계적, 이론적 대표성이라는 측면에서 이해될 수 있는데, 이는 문화기술자가 전 범위의 사례로부터 정보 제공자를 선택할 수 있게 한다. 그러므로 각 정보 제공자로부터 얻은 심층적인 정보는 그러한 대표성에 비추어 이해될 수 있다.

이러한 접근은 선험적 틀의 구성 요소를 가지지만 실질적으로 제 4장에서 설명한 탐색적인 기술에 더욱 가깝다. 그것은 어부들 간에 대조되는 중요한 영역 (예를 들면 시간제와 전일제)을 확인함에 있어 도움이 되는 파일 분류 (카드를 나누어주고 종류별로 쌓으라고 한 뒤 쌓인 더미를 분류하면서 자료를 분석하는 방법)와 분석이다. 이 사례 이외의 모든 예시에서 자료를 분석하여 정보 제공자 선택에 이용할 수 있는 유형을 드러냈다. 또한 문화 변용과 같은 어떤 표준화된 크기의 사례들을 구별하거나 하부 집단을 확인하는 데 사용될 수 있다는 점에 주목하여야 한다. 이와 같이 사회학적 조사에서 밝혀진 사회경제적 수준과 통제위와 같은 많은 표준 지표들은 더욱 심층적인 면담을 위해서 개개인을 확인할 수 있는 틀을 구성하는데 이용될 수 있다.

Robbins와 Pollnac (1969)은 음주 행태와 문화변용 사이의 관계에 관한 결과를 별도의 논문으로 보고하였다. 그들은 문화 변용의 증가가 다른 특색 뿐만 아니라 비공식적으로 술을 마시고 현대적 음료를 선호하고 음주 분위기에 공들이는 유행과 일치하는 것을 발견하였다. 그러나 여기에서는 이상에서 논의된 방법론적 논문이 인용되지 않았다는 점에 주목하여야 한다. 그리고 사실상 더욱 인상적이었던 것들을 관찰했다는 것을 제외하고는 질적 자료의 사용에 대하여 거의 언급하지 않았음을 주목하여야 한다.

요약

위에서 첫 번째로 소개한 두 가지 사례는 선험적 틀이 정보 제공자를 목적적으로 선택하기 위해 어떻게 적용될 수 있는지를 분명하게 보여준다. McClintock 등의 연구는 사례의 비교가능성을 향상시킴에 있어 이론에 근거한 틀의 중요성을 강조하였다. 이러한 예에서 층화 혹은 범주를 결정하기 위한 표본추출의 지침이 이론에 의해 결정되었고 사전에 선택 지침이 고정되어 연구 과정 내내 그대로 남아 있었다. Tramblay 사례에서는 정보 제공자를 선택하고자 의도했던 공식적인 역할은 조심스럽게 미리 설계되었다. 그러나 쓸모 있는 새로운 정보가 나오면 본래의 설계가 수정되었고 이는 사전에 예상되지 않았던 다른 역할의 중요성을 밝혀주었다. Robbins 등 (1969)의 것은 위의 두 개와 상당히 다르고 다음 장에서 제공하는 예와 상당한 공통점이 있는 연구이다. 그러나 문화 변용과 근대화에 대한 연구자의 선험적인 이론적 관심이 공식적인 조사 방법의 초기 사용과 결합되었다는 점에서 이 연구가 이 장에 포함되기에 충분하다고 생각한다. 이 연구는 단일 영역 (즉 문화 변용의 색인)에 따라 상대적 특징에 기초하여 정보 제공자를 선택하는 합리적인 근거에 대하여 훌륭한 논의를 제공했다.

이들 세 가지 예에 대하여 마지막 관찰을 하고자 한다. 각각의 사례에서 논문은 관련 연구의 실질적인 결과에 대한 자세한 설명 없이 방법에서 단편적으로만 제시되었다. 많은 방법론 논문에서도 연구자가 제안한 방법을 실질적인 결과나 이론적인 논쟁에 연결시키는 것에 분명 소홀했기 때문에 이런 점이 유별난 것은 아니다. 단 연구자가 그런 방법들이 어떻게 실제적인 결과를 산출하는 데 도움이 되었는가에 대한 지식이 없다면 연구 과정에서 방법의 구체적인 공헌을 평가하기 어렵다는 것을 이야기하고 싶을 뿐이다. 비록 그런 연결이 일반적으로는 이들 사례에서 부족하였다 할지라도 위에서 언급된 방법들은 논의의 주제로 다루기에 충분한 가치가 있다고 생각한다.

4. 창출된 틀에 근거한 선택

이 장은 정보 제공자를 선택함에 있어 보다 새롭게 창출된 틀 혹은 자료에 기초한 틀을 활용하는 예를 보여 준다. 제 2 장에서는 정보 제공자 선택에 중요한 기초가 되는 요인으로 집단, 사회 혹은 문화 내 개인의 신분, 지위, 그리고 명성과 관련된 것들을 논의하였다. 본 장에서는 이들 관심들에 기초한 선택 과정의 몇 가지 사례들을 소개하고자 한다. 상업적 어촌, 미국 엘리트 여성, 그리고 미국 중서부 지역의 음식 소비 유형에 관한 연구에서 정보 제공자 선택을 위해 이용했던 사회적 정보망과 평판에 대해 알아 보자.

정보 제공자와 주변성: 중요한 교훈

내가 수행한 첫 번째 주요 현장 작업의 독특성으로 인해 나는 그 후에 이어진 현장 연구의 정보 제공자 선택시 나타날 몇 가지 문제들을 미처 준비하지 못하였다. 알래스카 브리스톨만 어업 캠프에서 수행한 배의 목수이자 참여관찰자로서의 두 가지 역할은 나로 하여금 광범위하고 다양한 종류의 정보 제공자가 될 사람들에게 접근할 수 있게 해주었다. 특히 목수로서의 역할은 캠프에서 높게 평가되었고 사람이 좋건 나쁘건 어부들은 모두 항상 나에게 이야기해 주고 질문에 답해 주는 여유를 보였고 체계적으로 자료를 모으는 일도 기꺼이 수행해 주었다 (Johnson, 1982). 대학원에서 나는 문화기술자가 현장 연구를 시작할 때 "주변" 정보 제공자와 엮이게 되는 끔찍한 이야기를 들었었다. 현장에서 연구자와 친해지고자 하는 개인들은 주의해야 한다는 경고였다; 그들은 비정상이거나 주변 경계에 속하는 인물일지 모른다 (Agar, 1980).

브리스톨만에서의 연구 이후 나의 첫 번째 전공 과목인 현장 연구 수업에서 노스캐롤라이나 어촌의 초기 정보 제공자들이 비정상인이거나 주변인이 아닌 점을 확신하기 위해 나는 추가적인 노력을 기울였다. 지역 해양 교육기관의 직원과 접촉해서 지역으로의 관문을 선택하기 위해 그의 안내를 요청했다. 그 직원은 자신이 잘 알고 있고 중요한 시범 프로젝트를 위해 정기적으로 이용하는 어떤 어부의 이름을 선뜻 알려 주었다. 나는 초기 정보 제공자 선택에 대한 나의 합리적 근거에 대해 확신을 가졌다.

이러한 초기 접촉은 아주 개방적이고 우호적이었으며 내가 요구한 정보도 알려주어 행복하기 그지없었다. 그러나 그곳에서 시간을 더 보내게 되고 더 많은 종류의 자료를 체계적으로 모으기 시작하면서, 나는 비록 조심스럽게 계획했음에도 불구하고 그 초기 정보 제공자가 코너빌을 연구한 William Whyte의 Doc과는 아주 딴판임을 알아차리게 되었다.

그림 4.1은 상업 허가증을 소지한 어부들이 자유롭게 판단한 유사성 (파일 분류에서 이끌어낸)의 총괄적인 표본(즉 거주증 소지자)에 대한 다차원적 척도이다.

이러한 기술은 본 장의 후반에 나오는 사례보다 자세하게 설명될 것이다. 간단히 말해서 이 그림은 상업 허가증 소지자들 가운데 스스로 지각한 유사성을 보

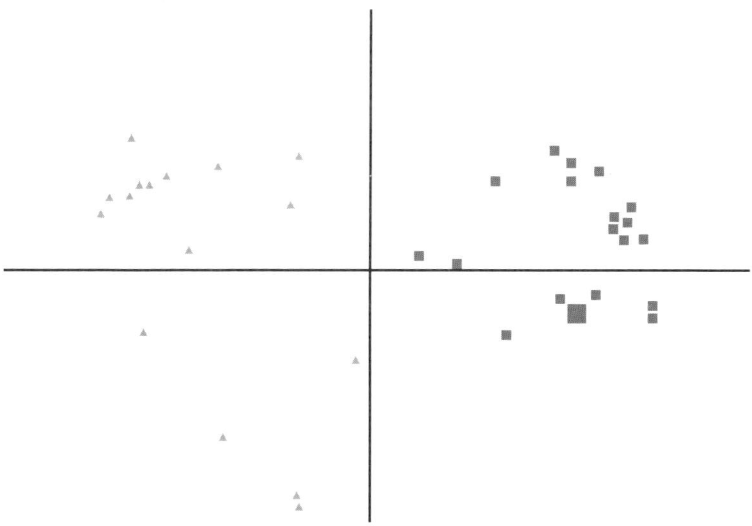

그림 4.1 지역조직에 대한 어부들의 인식 척도
▲ 전일제 ■ 시간제 / 퇴직

여준다. 척도는 근접성 (즉, 그림에서 서로 가까운 것은 개인들이 어떤 측면에서 비슷함을 의미하고 멀리 있으면 다르다는 것을 의미한다) 혹은 차원성의 측면에서 볼 수 있다 (Kruskal & Wish, 1978). 이 윤곽에서 주요 영역은 왼쪽에서 오른쪽으로 이동한다. 왼쪽에는 문화기술적 작업을 하는 동안 발견된 어부들로서 전일제 어부들이고 (삼각형 표시) 오른쪽은 시간제 혹은 퇴직한 어부들이다 (사각형 표시). 커다란 사각형은 초기 정보 제공자가 다른 자격 소지자들과 관련해서 지각한 유사성을 나타낸다. 이 정보 제공자는 본 연구의 가장 중심이었던 집단에서 상당히 떨어져 있었다.

이러한 주변적 신분으로 판단한 근거는 시간이 지나면서 분명해졌다. 첫째, 그 정보 제공자는 남쪽 마을에 사는 양키였다. 둘째, 그는 해군에서 연금을 받고 있었다. 그런 외부로부터의 수입은 종종 다른 어부들로 하여금 그 수혜자는 진지한 의미에서 어부가 아니라고 생각하게 했다 (Johnson & Orbach, 출판 중). 셋째, 그는 대부분이 민주당인 마을에서 공화당의 중요한 활동가였다. 마지막으로 그는 마을 항구에서 떨어진 격리된 정박지에 자신의 보트를 보관하였다.

다행히 이 정보 제공자와 나의 초기의 상호작용은 연구의 어느 부분도 위태롭게 하지는 않았다. 오히려 이러한 사건은 어떤 긍정적인 결과를 가져왔다. 나는 사회 조직을 이해하고 표본과 정보 제공자를 선택하는 수단으로서 파일 분류 기술의 유용함을 발견하였다. 여담으로 이런 기술들은 노스캐롤라이나주 해양 교육기관 직원들뿐 아니라 전국적으로도 알려지게 되었다. 이 기술은 문화기술자에게 있어 정보 제공자 선택이 중요한 것만큼이나 그들에게도 시범 프로젝트를 위한 어부 선정을 위한 체계적 절차로 활용하는데 중요했다 (Johnson & Murray, 1989).

사회적 네트워크: 간략한 소개

사회적 네트워크에 대한 개념은 이 장에서 논의될 만큼 중요하다. 사회적 네트워크는 개인이 매일 살아가는 과정에서 만들어지고 유지되는 사회관계망이라고 정의할 수 있다 (Mitchell, 1967). 나는 다양한 방식으로 (예를 들면 매트릭스나 그래프에서 설명적이거나 개념적으로) 대표될 수 있는 사회관계 세트로서 사회적 네트워크를 좋아한다. 이 장에서 제시될 많은 예들이 개념적이고 조작적인 측면에서 이들 네트워크를 보게 될 것이다.

사회적 네트워크에 대한 보다 공식적인 정의는 매트릭스 형식으로 네트워크의 대표성을 나타낼 수 있게 한다. 이어지는 것은 가설의 사회 네트워크의 단순한 예로서 이진법의 선택자-피선택자 매트릭스와 개인의 영향, 권력 혹은 중개 능력을 결정하기 위한 대용으로 사용되어 온 두 가지 유용한 관계 측정으로 표현될 수 있다.

행위자										
1	0	1	1	1	1	1	0	0	0	0
2	1	0	0	0	0	0	0	0	0	0
3	1	0	0	1	0	0	1	0	0	0
4	1	0	1	0	1	0	0	0	0	0
5	1	0	0	1	0	1	0	0	0	0
6	1	0	0	0	1	0	0	0	0	0
7	0	0	1	0	0	0	0	1	0	1
8	0	0	0	0	0	0	1	0	1	1
9	0	0	0	0	0	0	0	1	0	1
10	0	0	0	0	0	0	1	1	1	0

그림 4.2 10명의 행위자들의 가설적 관계를 보여주는 10x10의 이진법 매트릭스

그림 4.2는 10명의 행위자들의 가설적 관계를 보여주는 10×10의 이진법 매트릭스이다. 단순하게 하기 위해, 비록 우리가 다른 종류의 관계 (예를 들면 조력자, 조언자)를 사용했었을지라도 이들을 친구 관계라고 해 두자. 매트릭스의 열은 각 열의 행위자(i)의 행의 행위자(j)에 대한 우정 선택 정보를 제공한다. 두 행위자 i와 j사이의 연결 존재는 1로 표시하고 반면 부재는 0으로 표시한다. 이러한 가정적 예에서 모든 관계들은 호혜적이며 균형적인 매트릭스로 이끈다. 그러나 관계가 항상 호혜적일 수는 없는데, 그러한 속성 자체는 관계망의 흥미 있는 특징이 된다. 이 사례에서는 간편하게 하기 위해서 모든 관계를 호혜적으로 간

주할 것이다.

이 매트릭스의 이원적 관계는 방향성 그래프와 비방향성 그래프로 표현할 수 있다. 이 예시에 있는 모든 관계는 호혜적이기 때문에 우리는 이러한 관계를 비방향성 그래프로 나타낼 수 있다. 즉 선택 방향을 전혀 표시하지 않았다. 그림 4.3은 이러한 관계를 그래프 형식으로 보여준다. 이 그래프에서 검은 점은 행위자 10명 각각을 나타내며 마디라고 명명한다. 마디 사이의 선들은 친분 관계의 연결이 존재하는 것을 나타내며 그래프의 모서리라고 명명한다.

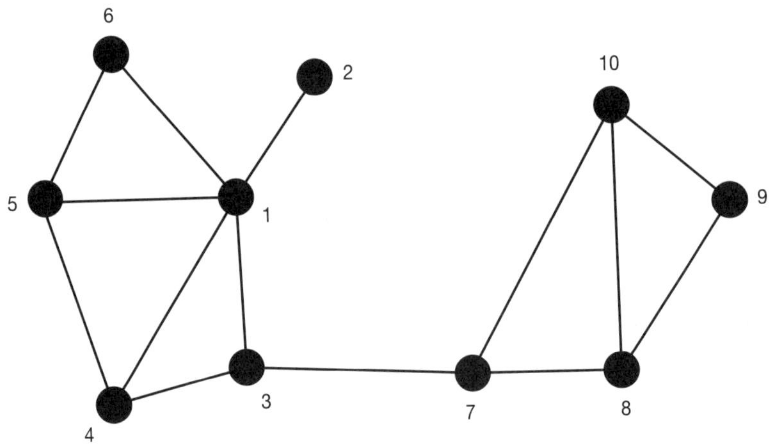

그림 4.3 10명의 행위자 간의 가설적 관계를 보여주는 비방향성 그래프

그래프를 단순히 살펴보면 개인 행위자가 유지하고 있는 링크의 수와 종류의 변이를 알 수 있다. 첫째, 종류의 측면에서는 점들 혹은 개인 행위자들의 두 집단이 있음이 분명하다. 대개는 파벌 혹은 하위 집단으로 언급되었고 이들 행위 영역은 행동에 대한 중요한 함축적 의미를 갖는다. 둘째, 수의 측면에서 다른 행위자와 연결된 수에 있어서 이들 10명 가운데 차이가 있다. 행위자 1은 다섯 명의 개인들과 연결되어 가설적 네트워크에 있는 10명의 행위자들 가운데 가장 활발하다. 이는 개인의 인기도, 자원에 대한 통제, 또는 다른 사람에 대한 힘을 나타낼 수 있다. 비록 1 만큼 중심적이지는 않을지라도 두 명의 다른 행위자는 중요한 속

성을 지닌다. 행위자 3과 7은 모두 두 개의 분명한 파벌 사이의 연결 통로로 행동한다. 이 둘은 매개성이라고 언급된 성향을 가지고 있고 두 하위 집단 사이의 정보와 지식 등을 중개함으로써 힘이 있음을 보여준다. 게다가 두 행위자는 양쪽 하부 집단의 행동에 관한 지식을 가진 위치에 있다. 우리가 볼 수 있는 바와 같이 이것은 정보 제공자 선택에 중요한 의미를 지닌다. 왜냐하면 단일 정보 제공자와의 관계 설정은 다양한 다른 파벌이나 행위자들의 행동에 관계된 정보 또는 그 내부 구성원에 관한 정보를 얻는 효율적인 수단을 제공할 수 있기 때문이다.

그래프에서 네트워크 관계에 대한 시각적인 표현은 종종 복잡성이나 행위자들의 단순한 숫자로 인하여 혼동스러울 수 있다. 따라서 파벌들을 눈으로 쉽게 구분하기 힘들어지고 매개자들도 쉽게 파악되지 않는다. 그런 사례에 있어서 우리는 이들 하위 집단과 관계적인 속성을 포착해 주는 개괄적인 측정에 기대야만 한다. 네트워크 자료에서 하위 집단과 파벌을 결정하는 방법으로 그래프 이론 기술, 대수 기술, 군집화 기술, 그리고 요인 분석 기술 등 수많은 기술들이 있다. 이 중에서 일부 기술은 이 장의 후반부에서 설명될 것이다. 여기서는 중심성 (활동성)과 매개성과 관련된 측정에 중점을 둘 것이다.

중심 행위자를 확인하기 위한 서로 다른 알고리즘이 많이 있으나 (Freeman, 1979) 우리의 목적을 위해서 두 가지만을 고찰할 것이다. 점 중심성과 매개 중심성이 그것이다. 점 중심성은 두 가지 가운데 더욱 쉬운 것으로 단순히 단일 행위자로의 혹은 그로부터의 연결 (그래프의 모서리들)을 가리킨다. 표 4.1은 가설적 예에서의 행위자들의 중심성과 매개성의 점수를 보여준다. 이와 같이 이 사례에서 행위자 1의 점 중심성은 다른 사람들과 연결된 수인 5이고 상대값은 .56 (즉 네트워크의 크기에 대한 비율)이다.

매개 중심성은 덜 직설적이다. 개념적으로 이런 형태의 중심성은 하나의 네트

표 4.1 10명의 가설적 행위자에 대한 중심성과 매개성 점수

	1	2	3	4	5	6	7	8	9	10
점 중심성	0.56	0.11	0.33	0.33	0.33	0.22	0.33	0.33	0.22	0.33
매개성	0.44	0.00	0.56	0.07	0.01	0.00	0.50	0.10	0.00	0.10

워크에서 단일 점이 다른 점들의 집단이나 행위 영역들의 중간에 있거나 그것들을 연결하는 정도를 나타낸다. 이러한 가설적 예에서 행위자 3과 7은 두 집단 혹은 파벌을 연결하며 이는 매개 점수를 더 높이게 된다. 매개성은 네트워크 내 중개와 힘과 관련되어 왔다 (Freeman et al., 1979). 이런 측정 방법들은 문화기술자들이 잠재적으로 중요한 정보 제공자들을 크고 복잡한 체계 내에서 빈틈없이 잘 주목하도록 한다. 최근에 활용 가능한 기술과 소프트웨어는 이러한 기술들을 현장 상황에서 이용할 수 있도록 해준다. 이들 점수를 계산하고 이 분야에서 다른 형태의 분석을 수행하는데 이용되는 많은 소프트웨어가 초소형 컴퓨터에 이용될 수 있고 대부분의 노트북에서도 작동될 것이다.[1]

본 장에서 제시한 사례에서는 주로 자료에 근거하는 틀을 사용하는 시범을 보일 것이다. 그러나 다시 한 번 말하지만 양쪽 틀의 요소들이 정보 제공자의 이론적 자질을 설정하는데 결합될 수 있다는 점에 주목해야 한다. 우리가 보는 바와 같이, 선험적 이론의 관심은 표본을 초기 할당할 때 정보 제공자 선정 과정을 알려줄지도 모른다. 그런 반면에 거듭해서 새롭게 나타나는 기준들은 그 다음의 선택을 가능하게 한다. 아래에 제시한 첫 번째 연구는 엘리트에 관한 연구로서 선험적인 준거와 새로운 준거 두 가지 모두에게 동시에 관심을 가졌다는 측면에서 가장 좋은 예가 된다.

사례 D:
상류층 여성들의 계급의식

Ostrander (1980)는 미국 상류층 여성을 대상으로한 계급의식에 관한 연구에서 눈덩이식 표본추출 혹은 추천 방법에 기초하여 정보 제공자를 선정하는 예를 제공하였다. 상류층 여성에 대한 이 연구는 Domhoff (1970)의 작품에서 잘 소개된 엘리트 연구의 전통을 따른다.

배경: 목적, 목표, 가설

Ostrander (1980)는 자신의 초창기 작업에 근거하여 계급 의식에 관한 최근 이론이 부적절하였다고 믿었다. "상류층 여성과 면담한 자료를 이용한 경험적 기술로 기존 계급에 대한 개념화를 비평하는 것" (p.73)이 그녀의 목표였다. 이 목표를 달성하기 위하여 중서부 시에 거주하는 상류층 여성들을 대상으로 심층 초점 면담의 "귀납적" 연구를 수행하였다. 비지시적인 질문을 새롭게 이용하였고 추가적인 질문이 더해지거나 새로운 증거에 비추어 이전의 질문이 변경되었다. 그 결과로 자료가 이론적 탐색 방향을 이끌어 주었다.

이 연구는 38명의 상류층 여성을 면담하면서 진행되었다. Ostrander (1980)는 이를 다음과 같이 기술하였다:

응답자의 표본은 면담이 끝날 즈음에 "나에게 이야기를 기꺼이 해 줄 당신과 비슷한 배경을 가진 다른 여성을" 소개해 줄 수 있는지에 대하여 각 여성에게 질문하여 얻어졌다. "눈덩이식 표본 추출법"을 시작했던 초기의 응답자는 비록 내가 설정했던 객관적인 기준을 만족시켰을지라도 대개 우연히 정해졌다. 나의 연구에 대해서 알고 있고 지역 프로젝트에서 이 여성과 일한 적이 있던 동료는 내게 그녀와 접촉할 것을 제안했다. 그녀는 "그 도시에서 영향력 있는 노년의 가족 내 여성의 역할에 관한 학습"에 대한 내가 가진 관심에 즉시 열광적으로 반응하였다. 그리고 그 사회 집단으로 더욱 자유롭게 출입할 수 있도록 해 줄 수 있는 최고 연장자인 "귀부인"에게 나를 소개하자고 제안했다. 그녀는 "당신은 올바른 순서로 가는 것이 중요해요. 꼭대기에서부터 시작해야 되요"라고 말했다. 나는 대상자들과 면담을 하고 녹음을 하는데 대한 동의를 얻는데 있어 어려움이 적었다. 그래서 나의 경험은 이전에 생각해 온 것에 비해서 상위층 사람이 보다 쉽게 접근할 수 있다는 결론에 도달하였고, 그래서 나는 동료 사회학자들에게 그들에게 접근하기 위해서 그렇게까지 주저할 필요가 없다고 설득하였다 (p. 75).

첫 번째 응답자 혹은 "종자 (seed)"의 선택은 문헌에서 발견되고 Ostrander에 의해 인정된 이론에 따라 이루어졌다 (Baltzel, 1958; Dahl, 1961; Domhoff, 1970). 이러한 초기 응답자와 계속해서 추천 받은 응답자들의 특징은 다음을 포함하였다: 상류층 클럽과 여성청년연맹(미국 상위층 여성들의 봉사활동 단체) 회원; 다세대에 걸친 사립중고등학교 졸업; 엘리트 대학 졸업(스미스 칼리지, 배사 칼리지, 웨슬리 칼리지); 사회명사 인명록 등재; 요직에 있는 사업가 남편; 든든한 가업과 함께 위원회나 의장단의 회장 겸직; 법조계나 의료계 종사하는 남편; 그리고 시장 가족과의 친척관계 (Ostrander, 1980). 문헌에서 지적한 이러한 특징들을 상류 사회의 중요한 지침 요소로 인정하고 초기 종자 선택의 기준으로 사용하였다. 계속해서 추천되는 응답자들도 이러한 기준과 매우 일치한다는 것을 주목하는 것도 흥미롭다.

논의

이 사례는 정보 제공자를 얻기 위한 접근에서 추천의 중요성을 특히 잘 보여준다. 더욱 중요한 점은 Ostrander는 상류층에서부터 아래로 나아가는 "바른 순서"라는 점의 중요성을 지적한 초기 정보 제공자를 얻을 수 있을 만큼 운이 좋았다는 것이다. 이러한 조건에서 동등하거나 높은 지위의 여성들이 추천되었다. 이러한 하향식 추천은 연구의 적법성을 설정하는데 확실하게 도움이 될 것이다. 역설적이지만 이것이 바로 Ostrander가 탐구하고 있는 바로 그 현상, 즉 계급 혹은 계층 의식으로 인해서 연구자는 일견 힘들이지 않고 연구를 진행하는데 도움을 받게 된 것이다.

분석적 틀이란 관점에서 이 예는 자료에 근거한 것과 이론에 근거한 것 모두를 고려할 수 있는 측면이 있다. 정보 제공자의 처음 선택은 상류층 여성에 관하여 이전에 이루어진 연구와 이론에서 도움을 받는다. 그 후의 선택은 더욱 더 자료에 근거한 선택인 눈덩이식 표본 추출법에 기초한다.

이들 정보 제공자와의 면담은 활동들 (예를 들면 첫 데뷔) 그리고 이들과 관련된 의미들이 궁극적으로는 계급의식의 반영이라는 결론에 이르는데 도움이 되었다. Ostrander는 계급의식이 계급의 맥락 내 활동 혹은 행위에 작용하는 것으로 보았다. 이와 같이 "상류층 여성들은 매우 '계급의식적' 이다. 왜냐하면 생활 속에서 계급의 사회적 목적이 지시하는 방식으로 행동하기 때문이다" (p. 94). 그녀는 자신의 심층적이고 창출적인 방법을 이러한 현상들에 관한 연구, 특히 다른 맥락을 망라하는 연구에 적절한 방법으로 보았다.

사례 E:
사회적 네트워크와 혁신 수용

사회과학에서는 혁신 전파에 관한 괄목할만한 양의 연구가 이루어져왔다. 이것은 많은 연구가 서로 모순된 결과를 보여주는 것 만큼이나 황당한 가정들이 줄을 잇는 결과를 초래했다 (Hohnson, 1986; Rogers & Kincaid, 1981; Rogers & Shoemaker, 1971). 대부분의 초기 연구는 하나 혹은 몇몇 회귀 모형에서 종속변수인 수용이 수용자들의 일반적인 특징 (예, 연령, 수입)인 몇 가지의 독립변수와 관련이 있다는 조사 기법을 사용했다.

나는 사회적 네트워크에 관한 문화기술적 연구와 양적 연구 모두를 통해 수용행위에 관한 사회관계의 영향을 탐구함으로써 보다 전통적인 개별 요소로 분리하는 원자론적 접근이 갖는 함정을 피하고자 하였다 (Johnson, 1986). 연구는 동부 노스캐롤라이나에 있는 작은 어촌에 대한 문화기술적 조사로 이루어졌다. 어부 공동체를 통한 두 가지 중요한 기술 혁신의 전파가 이 연구의 초점이었다.

배경: 목적, 목표, 가설

이 연구의 총체적인 목적은 사회관계망이 혁신 수용에 끼친 영향을 이해하는 것이다. 기저에 있는 이론적 가정은, 수용은 행위자의 속성, 즉 사회적 상호작용의 반영이 필요하지 않은 속성들 (예를 들어 수입, 교육)을 탐구하는 것만으로 이해할 수 없다는 것이다. 오히려 수용 행위는 행위자들이 서로 어떤 기술을 거부할지 혹은 수용할지에 대하여 발휘되는 영향을 탐구하면서 보다 잘 이해될 수 있다. 더 구체적으로 나는 '구조적으로 동등한 두 행위자는 거의 동시에 혁신을 받아들일 것이다' 라는 가설을 검증하고 싶다. 구조적 동등성이란 용어는 두 행위자들의 네트워크 안에서 서로 겹치는 관계를 공유하는 정도를 말한다. 예를 들면 두 개인이 동일한 의사소통 관계를 더욱 많이 가질수록 두 사람은 구조적으로 더욱 동등하다는 것이다 (Burt, 1982; Johnson, 1986). 혁신 전파 연구에서 그런 접근을 이용하는 것은 규범적 행위와 같은 중요한 사회학적 개념을 체계적으로 탐구하는 것이 가능하기 때문에 중요하다 (Johnson, 1986). 이 연구에서 주요 정보제공자 선택은 새로운 기술을 수용하는 본질과 수용 과정에서 집단을 세부화하는 네트워크의 역할을 이해하기 위해서 중요하다.

관계망의 이해

방법론적으로 어촌의 활동적인 어부들에 관한 사회적 관계망을 완전히 도식화하는 것이 필요하였다. 이러한 종류의 많은 연구와는 달리 나는 전파 과정에 개입된 어부들의 잠재적인 모집단을 알아냈다. 상업적인 어부들은 주에서 발급하는 자격증을 받도록 되어 있다; 따라서 그들의 거주지가 크랩 타운이라는 가명으로 알려진 어부들의 이름을 노스캐롤라이나 해양부에서 얻을 수 있었다.

크랩 타운 거주자로 밝혀진 자격증 소지자의 전체 수는 어느 수용 과정에도 개입될 수 있는 전일제 어부들의 모집단보다 컸다. 이 장의 앞부분에서 논의했던 파일 분류 기술로 지역사회내 자격증 소지자들의 활동 정도를 평가할 수 있었다. 이 경우에 그 기술은 정보 제공자들에게 그 지역에서 자격증을 갖는 어부들의 이름이 포함된 카드를 내놓는 것을 포함하는데, 그 카드는 *자극물*이라고 칭할 것이다. 정보 제공자들에게 서로를 얼마나 비슷하다고 지각하는지에 따라 이름들을 파일로 분류하도록 요구하였다. 그들은 자신들이 원하는 만큼 많거나 적은 파일을 가질 수 있었다. 과제를 마친 후 정보 제공자들에게 자신의 분류 행위를 설명하도록 하였다 (이 장의 사례 E는 분류 과정에서 어부들이 사용했던 논리 형식과 종류를 설명한다).

이러한 *유사성 판단*은 유사성 매트릭스에서 정보 제공자들을 결집시킬 수 있다. 이제 이 형태의 자료는 다차원적 척도와 같이 지각한 사회적 관계를 공간적으로 나타낼 수 있는 많은 요인의 분석 기술로 분석할 수 있다. 분류 과정과 유사성 매트릭스 구축에 대한 심층적 설명은 Weller와 Romney (1988)에서 더 잘 파악할 수 있다. 다차원적 척도에 대한 더 나은 설명은 Kruskal과 Wish(1978)에서 찾아볼 수 있다.

이 절차는 문화기술적 영역에서 초기에 도입되기는 했지만 이러한 유형의 과제를 수행하기 위해 누구를 선택해야 하는지는 분명하지가 않다. 초기 단계의 정보 제공자 선택을 위해 가장 중요하게 고려해야할 사항은 정보 제공자가 지역사회 다른 구성원에 관하여 갖고 있는 일반적인 지식에 대한 이해이다. 목록에 열거된 자극물인 개인들에게 접근할 수도 있다. 박식하지 않은 정보 제공자일 수록 이름을 인식하거나 개인들을 분류해내기 어려울 것이다. 정보가 적은 사람일수록 정보 제공자 집단에서 탈락될 수 있고 집단에 남아 있는 사람은 보다 박식한 사람이다. 여기에서 박식한 정보 제공자는 "모른다"는 파일을 가장 적게 가진 사람들이다. 이 예에서와 같이 박식한 정보 제공자들의 반응들을 모아 분석하거나 아니면 예 F에서 보여 주듯이 그들의 문화기술적 내용에 근거하여 단순히 정보적인 차원에 머무를 수도 있다.

파일 분류로 얻어진 자료는 자격증 소지자인 어부들 간의 유사성 구조를 밝히기 위해 모아서 비교할 수 있다. 그림 4.1 배열의 왼쪽에 있는 모든 어부들은 활발한 상근직 어부이다. 이들 집단이 문화기술적 면담을 하기 위한 초기 목록을 제공하였다.

최종 리스트를 위하여 어부들을 접촉해서 면담하였으며 그들에게 네트워크(예를 들면 어부들과 자주 교류하는 사람들과 무전기로 자주 대화하는 사람)에 관한 정보를 알려달라고 부탁했다. 추가로 어부들에게 그들 생각에 "명석하고", "실험 정신이 있는" 사람들의 이름을 알려달라고 요구하였다. 이들 두 개념은 어부의 능력을 가리키는 그들의 기준으로 초기 연구에서 발견되었다.

그림 4.4는 군집 분석을 이용하여 구조적으로 동등한 어부들로 정해진 세트를 보여주는 네트워크 (예를 들어 상호교류 빈도에 근거한) 자료의 분석 결과를 보여준다. 그런 분석을 위한 방법의 논의는 Burt (1982)와 Johnson (1986)에서 찾아볼 수 있다. 여기에서 이해되어야 할 중요한 사항은 이들 네트워크의 하위 집단들은 정보 제공자가 설명한 서로 다른 어부 집단에 대한 분류와 거의 정확하게 일치하였다는 사실이다. 정보 제공자들은 군집 S_4를 "작은 어선의 선단"라고 명명

하였고 10대 후반과 20대 초반의 어부가 여기에 포함되었다. 군집 S_3은 "큰 어선의 선단"이라고 불렸으며 20대 후반과 30대 초반의 어부들이 거의 포함되었다. 나머지 다른 두 집단 중 S_1은 두 명의 형제들로 구성되었는데 한 명은 지역에서 최고의 어부로 여겨졌으며 더 큰 집단인 S_2는 상호작용 유형이 덜 분명했고 그들 중 일부는 친척관계로 연결되었다.

이 그림은 지역사회의 어부들 간의 관계의 본질을 설명하기 위해 제시되었다. 이 분석은 연구가 완료된 후에 이루어졌고 주요 정보 제공자의 공식적인 선택에서는 사용되지 않았다. 그러나 초소형 컴퓨터 기술이 발전하고 적합한 소프트웨어 활용이 진전됨에 따라 현장에서 예비 분석과 같은 많은 종류의 분석을 수행하기가 매우 쉬워졌다는 점을 지적하고자 한다. 그럼에도 불구하고 네트워크의 미가공 자료의 비공식적 분석은 주요 정보 제공자 선택을 위해 이용되어 왔다.

주요 정보 제공자의 선택은 관계, 지적 능력과 실험주의의 순위, 그리고 비공식적 관찰에 대한 인용 빈도에 대한 비공식적 분석을 기반으로 하고, 하위 집단의 회원 자격, 하위 집단 내 지위, 집단 간의 연결, 그리고 지역사회 내 전체적인 지

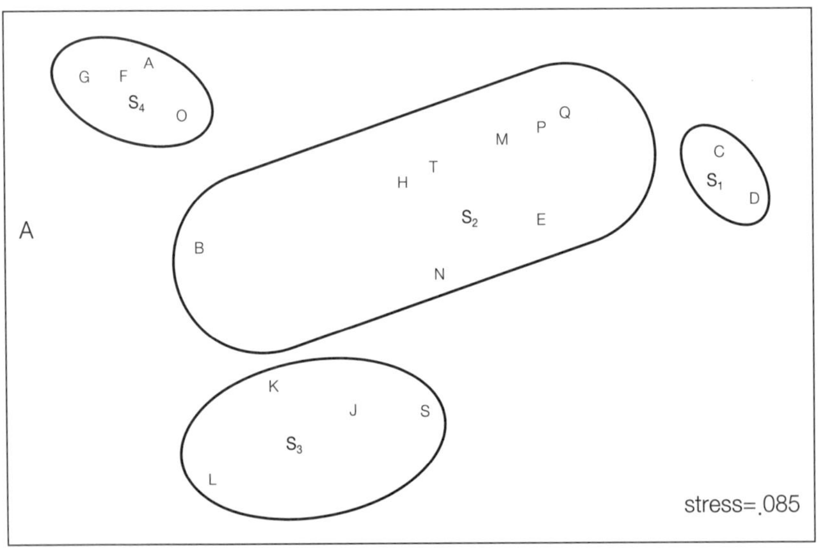

그림 4.4 거리 매트릭스의 척도와 군집에서 구조적으로 동등한 행위자 표시

위에 기초하여 이루어졌다. 이를 통해 작은 어선과 큰 어선 선단에서 한 명 이상의 어부와 심층적인 문화기술적 면담이 이루어질 필요가 있음을 알 수 있다. 더욱이 가장 많이 인용된 어부 D는 사회관계 측면과 지적 능력 혹은 실험주의라는 측면 모두에서 더욱 깊이 면담할 필요가 있었다.

이와 같은 비공식적인 분석에 근거하여, 어부 P, D, G, 그리고 S가 주요 정보제공자로 선택되었다. 그리고 문화기술자들 (실질적인 자료 수집에 개입하였던 두 사람)은 이들 정보 제공자들의 어선에 승선하여 새우 잡이에 참여하였다. 게다가 어부 S는 큰 배의 회원 자격을 가지고 있다는 사실 뿐 만이 아니라 다른 집단과의 연결과 지적 능력 그리고 실험 정신의 측면에서도 높은 위치를 지니고 있었기 때문에 주요 정보 제공자로 선택되었다. 어부 D도 마찬가지로 지역사회에서 가장 훌륭한 어부로 여겨졌다.[2]

이와 같은 방식의 정보 제공자 선택은 사회체계의 모든 부분에 접근 가능하도록 하였다. 사회적 네트워크의 많은 하위 집단들은 무선통신 행동에 근거하였기 때문에 이들 집단의 활동적인 회원들과 함께 어업을 하는 것은 다른 배들을 모니터할 수 있게 하였다. 게다가 사회적 활동 (예를 들어 중심성)과 어업 능력 (예를 들어 영리하고 실험 정신이 있다고 평가되는)의 관점 모두에서 높은 위치에 있는 어부들은 연구의 초점이 되는 기술적 혁신에 대하여 훤히 잘 아는 경향이 있었다.

더욱이 초기에 논의되었던 네트워크의 중심성 점수에 대한 보다 공식적 분석 (여기에 제시되지는 않은)을 어부들 각각에 대해 수행하였다. 현장에서 행한 우리의 비공식적 분석은 보다 공식적 분석과 잘 일치하였다. 예를 들면 중요한 정보 제공자인 어부 D는 중심성을 측정하는 두 가지 모두에서 높게 나타났다. 작은 어선의 정보 제공자로 선택된 어부 G는 그 집단에서 가장 높은 점수의 중심성을 받았다. 큰 어선에서 선택된 중요한 정보 제공자 어부 S는 어부 L을 제외하고 그 집단에서 중심성에서 가장 높은 총점을 받았다. 그는 또한 지적 능력과 실험 정신의 영역에서 높은 순위를 차지했다. 그리고 중간 정도의 높은 매개성은 D와 연결된 결과였다. 어부 L은 네트워크 전체에서 중심성에서 가장 높은 총점을 받은 반면, 그 자신의 하위 집단 뿐 만 아니라 S_4 (A와 B를 덧붙여서)의 더 젊은 어부들과도 주로 연결되었다. 또한 그는 실험 정신이나 지적 능력의 측면에서는 낮은 점수를 받았다. 매개성 하나만이 가장 중요한 요인이 아닌 경우도 종종 있으나 중개자의 지위에 기여하는 연결의 속성을 고려하는 것도 가끔은 중요하다.

논의

위에서 언급한 방법들의 중요한 측면은 연구 진행과 함께 나타나는 다양한 파급 효과와 뜻밖에 출현한다는 특성이다. 연구 초점에 따라 잠정적으로 관심을 둔 큰 집단은 파일 분류 절차를 사용하여 상당히 작고 다루기 수월한 크기로 줄일 수 있다. 이처럼 축소된 행위자들의 세트는 행위자들 사이의 비공식적인 관계 측면에서 보다 밀접하게 연구될 수 있다. 따라서 사회 집단을 발견할 수 있고 그런 집단에 속한 활발한 참여자들을 확인할 수 있다. 이런 수준에서 정보 제공자들은 집단 활동의 통제력 (예를 들면 지역 지도자들), 하위 집단의 회원 자격, 혹은 둘 이상의 하위 집단 사이를 중개하는 특성들에 기초하여 선택될 수 있다. 물론 정확한 선택은 연구의 성격에 따라 좌우된다. 이 연구의 경우 네트워크 하위 집단 전체에 걸쳐 이루어지는 선택이 중요한 기초가 된다. 반면 범주를 통틀어 선택하는 것 혹은 대조 영역을 따라 선택하는 것은 다른 연구에 있어 중요할 수 있다.

파일 분류 기술은 특히 현장 세팅에서 중요한 장점이 있다. 이는 제 2 장에서 논의된 투사 도구와 유사하다. 이 기술은 작은 합숙소, 어선 위, 정보 제공자들의 집, 방파제 위, 혹은 시청 건물에서 실시되었다. 문명사회에서 3×5 인치 크기의 빈 카드는 개개인의 이름, 세대주, 친척 집단 혹은 어떤 다른 물질적 영역을 쓰거나 타이프해서 재빠르게 자극물로 변형될 수 있다. 문맹사회에서는 폴라로이드 사진이 아날로그 식으로 사용될 수 있다. 다시 한 번 말하지만, 사람, 집, 족장 등의 사진은 조사 성격에 따라 마찬가지로 사용될 수 있다. 자극물은 *제약적*이거나 *비제약적*인 것으로 분류될 수 있다. 제약적 파일 분류는 설정 기준 (예, 파벌 회원 자격)에 기초한 분류나 순위 매김에 개입할 수 있다. 이런 업무의 다른 중요한 측면은 분류 행위에 대한 정보 제공자의 설명과 관련된다. 그런 설명들은 문화기술적 연구에서는 아주 자세한 경우가 종종 있다. 파일 분류의 일반적인 유용성은 다른 곳에서 자세하게 논의되었다 (Weller & Romney, 1988). 그러나 이 기술이 잠정적인 정보 제공자, 특히 주요 정보 제공자들의 특성을 이해하는 수단으로 사용된 것은 최근의 일이다.

요약하면 이 연구는 구조적 동질성이 수용 행위를 잘 설명한다는 것을 발견하였다. 정보 제공자들이 중요한 역할을 하는 문화기술적 연구는 동질성에 관한 수학적 모델에 필요한 조정 (예를 들어 지수값)을 결정하는 데 도움을 주었다. 이렇듯 연구의 질적 구성 요소를 통해서 양적 변수의 구체성을 적절히 통찰할 수 있게 되었다.

사례 F:
플로리다키스 제도의 어업 조직

Johnson, Orbach와 Waters(1987)는 플로리다 남부에서 왕새우를 잡는 어부에 대한 입어 제한, 즉 배타적 자원관리 도구가 영향을 주는 잠재적인 사회경제적 요소를 탐구하기 위하여 복수의 표본 추출이라는 방법적 접근을 이용하였다. 연구는 한 조사팀이 관여하여 플로리다 키스 제도의 왕새우 어부 모집단의 일반적인 특성을 이해하고자 단순 무작위 표본, 층화 무작위 표본, 그리고 해당 설문조사 도구를 사용하였다. 이러한 측면에 대한 보다 상세한 설명은 Johnson과 Orbach 연구와 Holber와 Johnson (1989)의 연구에서 찾아볼 수 있다. 이 연구 설계의 주요한 구성 요소는 플로리다 키스 제도 두 지역의 문화기술적 연구를 포함하였다. 한 문화기술지는 키스 서부 지역의 쿠바인 어부에 초점을 두었다 (Cruz, 1987). 다른 문화기술지는 마라톤과 서부 키스 제도의 두 개 주요 어획 항 바깥쪽에 사는 어부들의 공동체에 초점을 두었다. 첫 번째는 어장에서의 민족 집단 참여를 보다 잘 이해하기 위해서 수행한 반면, 두 번째는 집 근처에서 고기를 잡는 독립적인 어부들을 이해하기 위해 수행하였다.

이러한 예에서 우리는 "파인 토치 키" 라는 가명으로 불리는 "독립적인" 어부들의 공동체에 초점을 두게 될 것이다 (Johnson & Orbach, 출판 중). 이전의 예시와 유사하게 파일 분류와 네트워크 접근의 조합을 이용하였다.

배경: 목적, 목표, 가설

이 대형 연구의 일차적 목표는 입어 제한이 플로리다 남부 왕새우 어부의 참여에 미치는 잠재적인 사회경제적 영향을 결정하는 것이었다. 연구의 두 번째 목표는 상업적 어획 조직에 도시화가 미치는 효과에 초점을 맞추었다 (Johnson & Orbach, 출판 중). 특히 지역 설정과 여가와 관광 산업의 영향에 초점을 두었으며 증가하고 있는 상업적 어획 영역에 미치는 사회 계층화의 영향에도 초점을 두었다.

이 연구의 재미있는 구성 요소는 어부들 간의 사회적 계층화가 계급, 수입, 직업적 헌신, 상업 어획 지역의 소유권의 차이에 기초한다는 점이다. 미국이든 다른 곳에서든 기업경제를 조사하는 연구자들은 많은 응답자 혹은 정보 제공자들이 경제 정보에 대해 밝히기를 꺼리는 것을 인정할 것이다. 비록 밝힌다고 할지라도 그 자료의 타당성은 종종 의문스럽다. 이러한 경우 표본에서 얻은 경제 정보의 범위에 관한 타당성을 검증하는 데 주요 정보 제공자들이 특히 중요하다. 추가적으로 어획 장소, 노력, 포획율 그리고 종종 개인 소유의 여타 중요한 어업 경영 요소와 관련된 다양한 하위 집단의 "식견 있는" 어부들이 정보의 종류와 유형을 검증해 주었다.

파일 분류와 눈덩이식 표본

위의 사례 E와 유사하게 파인 토치 키스 지역에 살고 있으면서 상업 자격을 가진 개인에 대한 목록은 플로리다주 천연자원부에서 얻었다. 이름은 3×5 인치 크기의 카드 위에 타이프되었고 확인을 위한 코드가 기록되었다. 이러한 기술을 특별히 적용하여 파일 분류 자료 자체가 지역의 중심 어부들을 확인하는데 이용되었다. 이는 지역의 눈덩이식 표본 추출의 첫 단추가 될 수 있었다 (Johnson, Boster, & Holbert, 1989). 파일 분류는 몇 명의 어부가 수행하도록 하였다. 처음 단계에서는 플로리다 어부 기관에 의해 알게 된 영리를 도모하는 어부 (그가 그 조직의 전직 회장이었기 때문에 초기의 무작위 표본에 중요한 인물로 추가 선택된)에게 파일 분류 과제를 수행하도록 하였다. 그 과제를 완성하는 과정에서 그는 이전에 확인되지 않았던 사람과 비활동적이거나 알려지지 않은 사람들의 이름을 추가적으로 알려 주었다. 분류 과정이 기록되었고 분류에 대한 설명이 테이프에 녹음되었다. 이 정보 제공자의 추천에 따라 두 번째 단계에서는 "식견 있는" 어부를 접촉하여 파일 분류 과제를 부탁했다. 다시 한 번 분류 과정이 기록되었고 면담 내용도 녹음되었다.

아마도 면담 과정에서 제공된 반응의 유형을 제시하는 것이 유익할 것이다. 파일 분류 작업을 완성한 후 정보 제공자들이 이름들을 파일 별로 분류한 이유를 밝히도록 하였다. 다음은 처음 단계에서 두 명의 정보 제공자들이 밝힌 설명의 예이다.: "잘 모르겠는데요"; "생계를 위해 고기 잡는 사람들이 분명히 아니고 다른 일을 전업으로 하거나 파트타임으로 하고 있지요"; "이들은 어업에서 큰 수입을 얻는 합법적이고 진지한 어부들입니다"; "이 사람은 체육관을 운영하는 두 아들이 있지요. 날씨가 좋은 날에는 고기 잡으러 가는데 어업에서 얻는 수입은 25~30%뿐 이랍니다"; "많은 사업에 종사하여 왔지만 이제 그는 어업에 100% 종사하기 시작했어요"; "그는 부군보안관으로 주말에만 고기 잡는 좋은 사람이에요"; "이 사람들은 고기잡이에만 온전히 의존하지는 않아요"; "어부가 되겠다고 주장하지요"; "어부 가족입니다"; "많은 고기를 다루는 큰 손 어부들입니다".

집단화에 대한 이들의 설명으로부터 정보 제공자들이 인식한 바와 같이 다양한 유형의 어부들이 있는 것이 분명하다. 그런 자료 특히 많은 정보 제공자들을 통해 모아진 자료는 최소한 어부들 자신이 인식한 바와 같이 "중심"과 "말단"을 구성하는 유용한 지표를 제공한다.

두 명과 함께 한 최초 면담에 기초하면, 자격증 소지자가 비활동적이었고 다른 일을 파트타임이나 전업으로 하면서 영리를 목적으로 한 어부들이었다는 점이 분명해졌다. 초기의 면담의 신뢰성을 확인하기 위해 두 개의 면담을 더 시행하였다. 면담의 두 번째 세트는 첫 번째에 이루어진 두번의 면담과 내용상 크게 다르지 않았다. 네 번의 면담에서 얻어진 집단화에 기초하여 이를 눈덩이식 표본 추출의 첫 단추로 이용하기 위해 전업 영리 어부들의 핵심 리스트가 만들어졌다.

이 핵심 리스트에 올라 있는 어부들 (n=10)과 접촉하여 더 큰 연구를 위해 구성했던 조사 도구를 이용하여 면담하였다. 질문지의 마지막 부분에 응답자들이 영리 어업에 관하여 자주 이야기하는 다섯 명의 어부 이름을 적게 하였다. 핵심

리스트에 있는 어부들이 면담을 한 후에 밝힌 다섯 명에게 연이어 접촉하였다. 그리고 이들이 이전에 면담을 하지 않은 게 확인되면 면담을 수행하였다. 표본 추출은 언급하는 새로운 이름들이 파인 토치 키스에 거주하지 않은 어부들로 나타날 때 중단되었다.

이로써 파인 토치 키스에 사는 영리적 목적의 어부들의 눈덩이식 표본 추출이 이루어졌다. 표본에서 도출된 상호인용 자료는 선택자-피선택자의 이진법 매트릭스로 다시 제시할 수 있었다. 이 형식의 자료는 사회 네트워크 분석가들이 주로 사용하는 수많은 분석적이고 도표적인 기술들에서 다루어질 수 있었다. Johnson과 Orbach (출판 중)는 이 매트릭스를 대응 분석에 넣었는데, 이는 비대칭이나 대칭 분할표의 열과 행 혹은 저차원적 공간 (예, 2차원의 유클리드 공간)의 n행 m열 매트릭스에서 이들의 관계를 표시할 수 있는 능력이 있다. 대응분석은 꽤 복잡한 수에 관한 정보를 공간적인 표현으로 요약하는 기술적 혹은 설명적 방법으로 볼 수 있다 (Weller & Romney, 출판 중). 그림 4.5는 이러한 선택자-피선택자 매트릭스의 열에 대한 분석이다. 위의 예시와 유사하게, 구조적으로 동등한 행위자들의 세트를 구성하는 하위 집단들은 평균 연결 군집 (average-linkage clustering)의 사용으로 결정된다.

그림 4.5에서 분명해진 바와 같이 28명의 어부들 사이에는 사회적 상호작용 유형에 근거하면 4개의 하위 집단이 있다. S_1이라고 명명한 하위 집단은 주로 나이든 "고상한" 집단으로 영리 어업 이외에 별도의 수입을 갖는 경향이 있다. 하위 집단 2(S_2)는 상대적으로 젊은 어부들로 S_1의 구성원들과 같은 이웃이다. 하위 집단 3(S_3)은 지역에서 가장 존경받는 사람을 포함할 뿐만 아니라 조직에서 가장 활발한 사람들이다. S_4는 젊은 사람과 나이든 어부들이 섞여 있으며 대부분 10년 전에 키스 제도로 이사 온 사람들이다.

다시 한 번 각 하위 집단의 주요 정보 제공자들과 관계를 맺기 위한 시도가 이루어졌다. 가장 존경받고 활동적인 두 명의 어부들은 S_3의 11번과 28번이었는데, 전반적으로 지역과 어업에 대한 광범위한 지식 때문에 선택하였다. 가장 중요한 정보 제공자로 선택된 사람 중 한 사람이 어부 9였다. 그림 4.5에서 보는 바와 같이 이 어부는 몇 개의 하위 집단과 연결되었으며 (화살표) 심지어 아주 젊은 사람

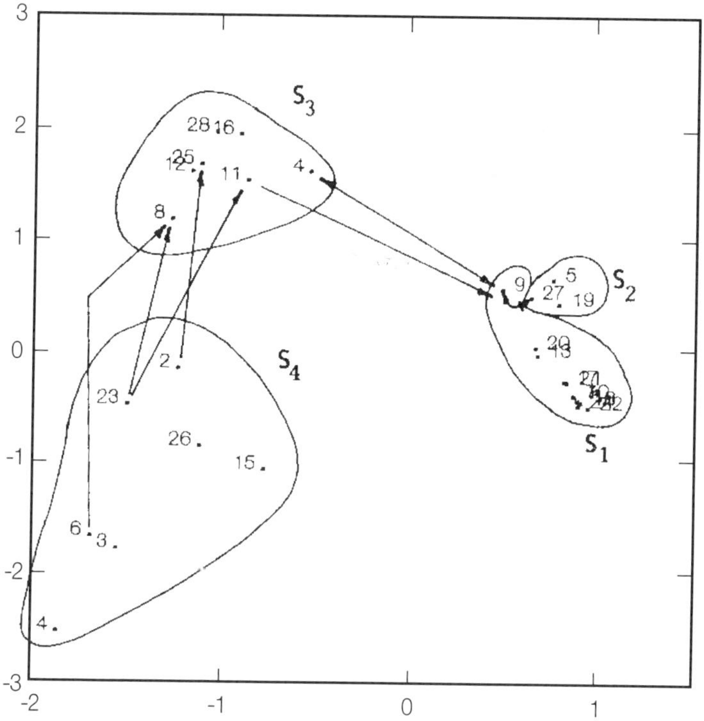

그림 4.5 지위/역할 세트에서 이진법 매트릭스 열(선택)의 대응분석, 동등한 행위자들과 하위 집단들 간의 연결

들에게조차도 "열심히 일하며 지식이 있는 어부"로 알려졌다. 이 어부는 다양한 경제 자료, 특히 사회경제적 시점과 계급의 시점에서 볼 때 극히 흥미로운 "고상한" 어부 집단인 S_1의 구성원들에 관한 자료의 타당성을 제공하는 중요한 자원이 되었다.[3] 이 어부는 연구가 끝난 후에도 주기적인 업데이트를 위해 접촉되었다. 이원적 네트워크 자료의 형식적 분석에서 어부 9는 네트워크 안에서 매개 중심성뿐만 아니라 결합 중심성 점수가 가장 높은 사람 중 한 명이었다.

논의

이 예는 새롭게 출현하는 정보의 특징이란 점에서 이전의 것과 유사하다. 게다가 파일 분류 절차의 융통성이 또 다시 증명되었다. 그 절차는 문화기술적으로 정보를 주는 방식에서 개인 간의 관계에 대한 논의를 촉진하는데 사용되곤 하였다. 또한 초기 잠정적인 어부들의 모집단을 보다 다루기 수월한 크기로 줄이는 데에도 유용하였다. 이와 같이 축소된 모집단은 추가적인 탐색을 위한 기초를 제공하여 지역의 활발한 어부들의 네트워크를 파악하게 해주었다 (즉 눈덩이식 표본 추출). 하위 집단의 회원 자격과 명성 그리고 하위 집단을 넘어선 연결에 기초하여 정보 제공자들을 선택할 수 있었고, 그러한 이유로 인하여 행위자 체계 전체에 걸친 전략적 보완을 확실하게 할 수 있었다.

매개성에 기초한 정보 제공자 선택은 조사 도구에 대한 반응의 타당성을 점검하는 데 매우 중요하다. 단일 정보 제공자는 특정 하위 집단 어부들의 진정한 경제 의존성에 대한 매우 귀중한 자료를 제공하였다. 이런 자료에 비추어 반응이 수정될 수 있었고 따라서 분석의 이론적 유의성도 향상되었다.

요약하자면, 이 연구는 최근 플로리다 남부의 왕새우 어업에서의 변화에 기여하는 요인들을 기술하였다. 이 연구에서 한 가지 중요한 결과는 어부들의 행동을 이해하는데 있어 사회적 계층화의 중요성이다. 비록 양적 네트워크 방법이 행위자들의 층화 체계 내에 있는 집단을 확인하는데 도움을 주었지만, 문화기술적 구성 요소가 궁극적으로 그런 층화에 근거하여 결정되었던 정보에 대한 타당성 검증에 도움이 되었다. 이와같이 주요 정보 제공자들과의 면담이 없었다면 양적 분석 결과의 의미는 축소되었을 것이다.

사례 G:
소비 행위의 이해

Griffith, Johnson과 Murray (1988)의 연구는 정보 제공자 선택에 있어 눈덩이식 표본 추출 사용에 대한 다른 예를 보여준다. 방법론적으로 이 연구는 확률 표본 추출, 질문지 사용과 파일 분류 작업, 그리고 문화기술적 구성 요소를 포함한 복수방법적 접근을 이용하였다. 문화기술적 구성 요소는 연구 중인 현상에 관한 사회적 맥락의 영향에 대하여 보다 풍부한 정보를 제공함으로써 조사를 보완해 준다.

이 연구는 지역적인 연구로서 육지와 해변의 농촌과 도시 거주자들을 층화적으로 무작위 표본 추출하여 전화 조사 방법을 이용하였다. 이 연구의 중요한 측면은 중간 규모의 육지 지역에 대한 문화기술적 탐색이라는 점이다. 이 부분에 대해서 논의하고자 한다.

배경: 목적, 목표, 가설

여기에 기술된 이슈와 관련된 연구 목표는 (a) 다른 음식 (닭과 같은 가금류, 소고기, 통조림 고기)과 비교하여 해산물에 대한 소비자의 인식에 있어서 다양한 지식 수준이 미치는 효과 검증, (b) 사회적 네트워크의 상호작용, 해산물에 대한 지식, 학습과 연안 지역과 내륙 지역에서의 소비에 대한 평가이다. 이 연구에서는 문화기술적 연구의 중요한 요소인 눈덩이식 표본 추출의 사용으로 해산물과 해산물 소비 행태에 관한 지식 분배에 사회적 맥락과 관계의 영향을 탐색할 수 있었다. 이러한 종류의 탐색이 필수불가결한 원자론적 지향 (즉 사례의 독립성: Coleman, 1958)으로 인해 생기는 조사와의 차이를 좁힐 수 있었다.

이 목적을 달성하기 위해 작은 규모에서 중간 정도 규모의 중서부 마을이 선택되었다. 인구는 10,000~20,000명 정도이고 농업이 유일한 경제 기반은 아니지만 도시나 대학의 환경 영향권에서 충분히 배제된 상태에 있는 마을을 선택했다 (소비에 영향을 주는 모든 요소들이 예비 조사에서 밝혀졌다). 이런 기준에 적합한 작은 도시가 선택되었다: 미주리 주의 중심부에 위치해 있는 모벌리는 대략

13,451명의 인구를 가진 도시로서 상대적으로 다양한 산업 기반을 가졌는데, 예를 들면, 화학 물품과 자동차 부품을 생산하는 지역이다.

지역사회 문화기술적 연구의 초기 단계는 마을 특성에 관한 전문적인 정보 제공자와의 비공식적 면담을 포함한다. 여기에는 시청 직원, 아주 유명한 건물 감독자들 (법률 집행 관리들), 그리고 지역의 부동산 중개업자들이 포함되었다. 원시적인 인구 조사와 지도 작성이 초기 연구의 필수적 부분이자 구성 요소인 비서구 지역 세팅에서의 문화기술적 연구와는 달리, 그러한 내용은 공적인 자료 혹은 민간 자료를 통해서 얻을 수 있었다. 결과적으로 지역별 지도는 시청에서 얻을 수 있었고 적합한 거리 지도는 상공회의소나 부동산 사무실에서 얻을 수 있었다. 게다가 인구동태 자료는 구, 주, 그리고 연방 자료를 통해 얻을 수 있었다.

시청 직원과 부동산 중개업자와의 초기 면담은 도시를 "걸으면서" 도시의 특색, 특히 민족성이나 사회 계급을 기초로 하여 구별할 수 있고 주목할 만한 이웃의 경계에 대해서 이들 "전문가" 정보 제공자들에게 지적해달라고 부탁했다. 특정 지역에서의 주거 비용과 "엘리트성"에 관한 질문은 그런 정보를 획득하는데 도움이 되었다.

해산물 소비에 관한 초기 연구 (Griffith & Johnson, 1988)에서는 수입이 소비 행태에 영향을 주는 것으로 나왔다. 그러므로 "중산층" 이웃들과의 면담을 시작할 필요가 있었다. 왜냐하면 중하위층과 하위층 가정에서의 해산물 소비가 저조함은 대개 수입이 영향을 준다는 강한 증거가 있기 때문이다. 위에서 기술한 초기 문화기술적 방법에 기초하여 거주자들의 사회경제적 상태가 상대적으로 동일한 이웃을 선택하였다. 이렇게 하여 "메도우브룩"이라는 지역이 초기 종자 면담 지역으로 선택되었다.

눈덩이식 표본 추출과 면담

메도우브룩 근처 거리에 각각 번호를 부여하였다. 하나의 거리를 무작위로 선택하였고 그 거리의 집 혹은 거리에 인접한 집들도 번호를 부여하였다. 다시 한 번 번호가 무작위로 선택되었고 다음과 같은 기준에 맞는 지역 가까이에 있는 집이 선택되었다: 가구는 어린이를 포함한 어떤 표시를 가지고 있어야만 했었다.

(무작위는 이런 특별한 방법을 위해 필요한 것이 아니라 잠재적 종자나 초기 선택에서 큰 수를 좁혀 가는데 도움을 주기 때문에 사용되었다.) 이러한 경계는 퇴직자의 가구는 표본 추출에서 초기 대상이 아니라는 점을 확신하게 하였다. Griffith와 Johnson (1988)은 예비 연구에서 노인들의 소비 유형이 고정되어 있고 사회관계, 구매시점 광고 등과 같은 요인에 의해 덜 영향을 받는다는 것을 발견했다.[4] 따라서 노인 가구를 제외하는 것이 초기 종자와 이에 따른 인용들이 소비 유형에 있어 다양성을 보일 가능성이 더욱 높은 가구주가 될 것이라는 점을 확신했다. 메도우브룩 지역의 초기 종자 가구는 그림 4.6의 하단 오른쪽에 있는 1로 나타나고 있다.

면담은 면담자가 응답자가 되는 역할부터 시작해서 정보 제공자가 되는 과정까지 세 단계로 구성되었다. 전체 면담은 파일 분류 작업과 이 조사 도구, 그리고 마지막으로 식단과 최근 식단의 변화에 관한 반구조적 질문지들로 구성되었다.

조사 중간에 응답자들에게 정기적으로 그들이 상호작용하는 세 명의 일반인 혹은 가구의 이름을 말하도록 부탁하였다. 이것이 눈덩이식 표본 추출의 기초가 되었다. 그림 4.6은 30명의 정보 제공자의 지리적 분포를 보여준다.

그림에서 사각형 (종자 2)과 삼각형들 (종자 1)은 2명의 분명한 종자 (표본)에서 얻어진 정보 제공자들을 보여준다. 두 번째 종자의 선택은 초기 종자에 기초한 후속 가구들의 방향 (사회경제적 지위의 관점에서) 때문에 필요하다. 두 번째 종자 선택을 위한 합리적인 근거의 설명은 이 방법이 설명할 수 있는 독특한 융통성을 기술하도록 도움을 줄 것이다.

초기 종자인 가구 1 (오른쪽 아래)은 그 위치 (예: 중산층)와 가구의 구성 (예: 자녀 포함) 때문에 선택되었다. 가구 2는 평균 수입이 메도우브룩의 다른 지역에 비해 훨씬 낮았다. 그리고 계속해서 추천한 사람은 낮은 수입에서 중간 정도의 수입 범위에 있었던 가구들이었다. 초기 종자에 기초한 표본은 상대적으로 낮은 수입의 가구들을 통해서 뿐만이 아니라 노인들이 비교적 많은 가구들이었다. 이러한 방법의 장점은 관련된 정보 제공자들과의 서너 번 만의 면담 후에도 유형들이 관찰되고 기록될 수 있고 문화기술학자들을 아직 탐색하지 않은 지역으로 보낼 수 있는 미래의 표본 지점을 선택할 수 있다는 것이다. 이는 이론적 포화라는 개념과 유사하다 (Glaser & Strauss, 1967). 따라서 종자 1로부터 알게 된 정보 제공자들을 몇 차례 면담하면서 유형들이 스스로 드러나기 시작한 후 중산층과 중상층 가구주들이 포함된 두 번째 동일한 표본 추출을 시도하기로 결정하였다.

종자 1의 선택과 유사한 어떤 과정에서 종자 2 (가구주 9)가 "엘리트" 이웃 (부동산 중개업자와 법규집행 위원들을 포함한 유능한 정보 제공자들에 의해 결정됨)으로부터 선택되었고 다시 한 번 자녀 (뒤뜰에 그네 세트가 있었음)가 있는 증거를 가진 가구가 선택되었다. 이 가구에게는 다시 세 가구의 이름과 기타 것들을 말하도록 하였다. 이 두 번째 종자에 기초한 눈덩이식 표본 추출은 그림 4.6에서 사각형으로 표시되었고 첫 번째 종자에 기초한 것은 삼각형으로 표시하였다.

그림에서 알 수 있는 바와 같이, 점들로 표시한 표본의 전체적인 분포는 각각 원래의 종자에 따라 다양하다. 즉 대부분의 삼각형은 오른쪽에 있는 반면 사각형은 대부분 왼쪽에 있다. 이러한 분포가 나타내는 것은 이 도시에 있는 사회관계들이 사람이 거주하는 "길의 측면"을 어느정도 보여주는 기능이다. 이들 두 종자 군집 사이를 지리적으로 나누는 선 (그림에 줄로 표시한 부분)은 도시를 관통해서 북쪽과 남쪽을 달리는 큰 철길이다.

이러한 분리는 네트워크 자료를 검토하는데서도 분명하게 나타났다. 두 종자들의 구성원 간의 관계에 대한 소시오그램 (인간관계, 집단구조의 도표, 여기에는 표시되지 않음)을 통해서 정보 제공자들을 이용한 눈덩이식 표본 추출이 거주지와 사회적 상호작용의 측면에서 두 개의 구별되는 도시 지역으로부터 어떻게 심층 자료를 제공하였는지 알 수 있다.

소비자 행동에 관한 연구의 목적을 위해 이들 면담은 양적 자료와 질적 자료를 제공하였다. 반구조화된 문화기술적 면담은 특별히 중요하였다. 식단 변화와 정보 제공자들이 인식한 변화의 이유를 기록하려고 시도했다는 점이다. 그러나 가장 유익한 것은, 특히 이론적 기준으로 보았을 때, 행위에 있어서 사회적 맥락의 잠재적인 영향 (즉 사회적 상호작용, 교회, 컨트리 클럽 등의 역할)을 보다 잘 깨달았을 때 이들 면담이 이해될 수 있었다는 사실이다.

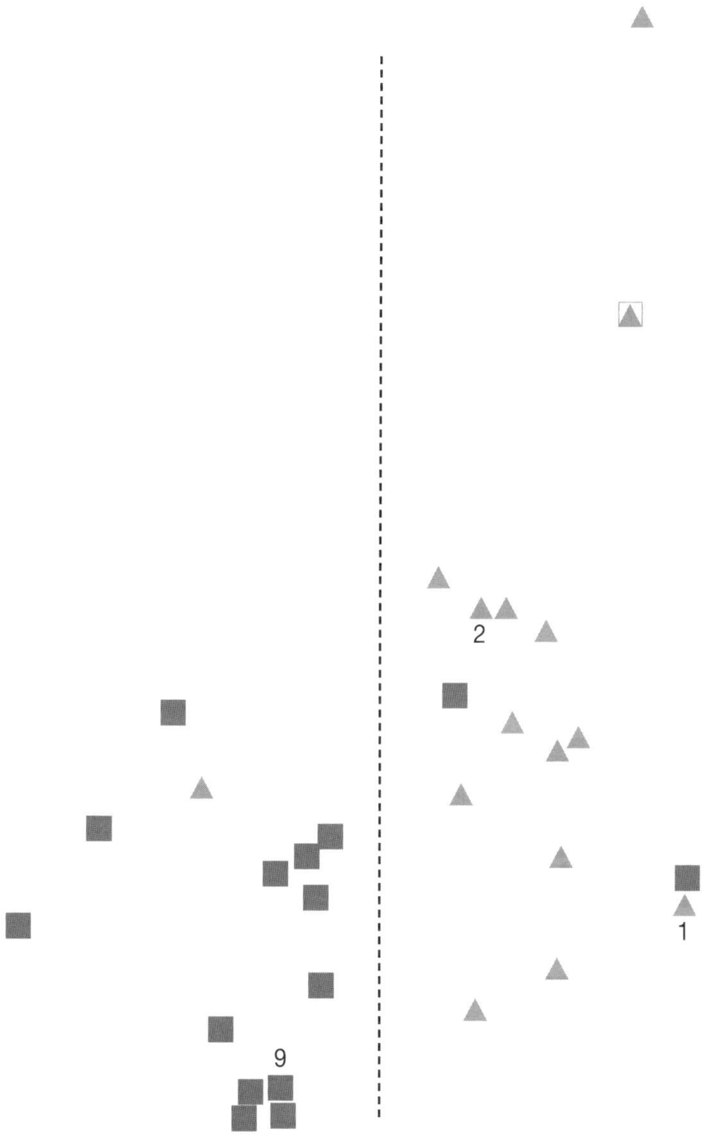

그림 4.6 마을을 관통하는 주요 철도선과 정보 제공자의 지리적 분포

연구의 두 번째 측면은 거주에 근거한 계급을 지역 주민들이 어떻게 구별하는가를 알려주는 전문가들과 면담한 것과 관련된다. 정보 제공자 30명의 집을 모두 사진으로 찍었고 확인을 위해 사진 뒤쪽에 숫자를 기입하여 투명 플라스틱 안에 넣었다. 이들은 전문가들에게 아무런 제약없이 분류하도록 할 자극물 세트가 되었다.

이런 경우에 전문가 정보 제공자들은 그 도시에 집을 소유하고 주민들과도 친숙한 사람들이어야만 했다. 이 경우 당연히 지목되는 개인들은, 앞서 논의했듯이, 도시를 가로질러 걸으면서 도시 경관에 대해 설명을 듣는 예비 연구 단계에서 의존했던 전문가들이었다. 여기에는 부동산 중개업자와 법규집행관, 즉 건물 감독관들이 포함되었다. 네 명의 부동산 중개업자와 두 명의 부동산 법규집행관을 포함하여 여섯 명의 전문가 정보 제공자가 선택되었다. 시내에 있는 네 개의 주요 부동산 사무실에서는 한 부동산 중개업자를 선택하였다. 두 명의 건물 감독관은 이런 식별을 위한 도시 정부의 총체를 대표한다.

정보 제공자들은 먼저 사진을 검토하였고 그 다음 집들이 서로 얼마나 유사한지에 따라 분류하였다. 이 작업 후 정보 제공자들은 그들이 분류한 행위를 설명하였다. 비록 구조화되어있지만 이들 설명은 종종 도시의 주거와 다른 사회경제적 관심들에 관한 비공식적 논의로 이끌었다. 그런 설명과 질문은 기록으로 남겼다.

자극물인 그림들이 부동산 중개업자와 건물 감독관의 두 직업 세계에서는 본질적인 부분이라는 점에 주목하는 것은 흥미롭다. 이는 두 번째 전문가인 유명한 대형 회사의 부동산 중개인을 면담하는 과정에서 나의 관심을 불러일으켰다. 분류와 설명을 끝내자 정보 제공자는 책상 서랍에서 자신이 찍은 커다란 뭉치의 집 사진들을 꺼냈다. 이 사진들은 소비자에게 보여주고 부동산 목록 책을 만드는데 사용하였다. 이와 유사하게 건물 감독관은 법규 위반을 보여주는 집들의 사진을 꺼내 보였다. 두 경우 모두 분류 작업은 지금까지 했던 것보다 훨씬 쉽고 덜 혼돈스럽게 이루어졌다. 이와 같이 전문가들 사이에서 사용한 특별한 방법은 매우 "자연스러운" 것이었다.

그림 4.7은 전문가가 군집 방법으로 정보 제공자의 집에 대해 수집한 유사성 자료의 다차원적 척도이다. 그 방법은 평균적으로 연결되는 군집으로 결정되며

원으로 둘러싸여 있다. 두 표본의 구성원들이 군집 안에서 회원 자격을 공유하려는 경향에 주목하라. 군집 1은 엘리트 이웃에 있는 크고 새로운 집들에 거주하고자 하며, 두 번째 표본의 가장 부유한 자들을 포함한다. 반면 군집 5나 어떤 의미에서 군집 2는 괜찮고 오래된 집에 사는, 이 표본에서는 사회경제적으로 보다 상향지향적인 사람을 포함하였다. 이러한 분석은 우리가 첫 번째 표본에서 수행한 사회경제적 상태에 따른 분류를 알게 해준다. 군집 3에 있는 사람들은 군집 4에 있는 사람보다 더욱 근사한 집을 갖고자 한다. 이러한 방법은 전문 정보 제공자들의 활용으로 결정되는 특정 계층 분류에 입각한 정보 제공자들의 대표성을 파악하는데 도움이 될지 모른다. 이러한 분류나 범주는 심층 면담과 조사를 위해 정보 제공자를 선택해야 할 때 여분의 기준으로 작용한다.

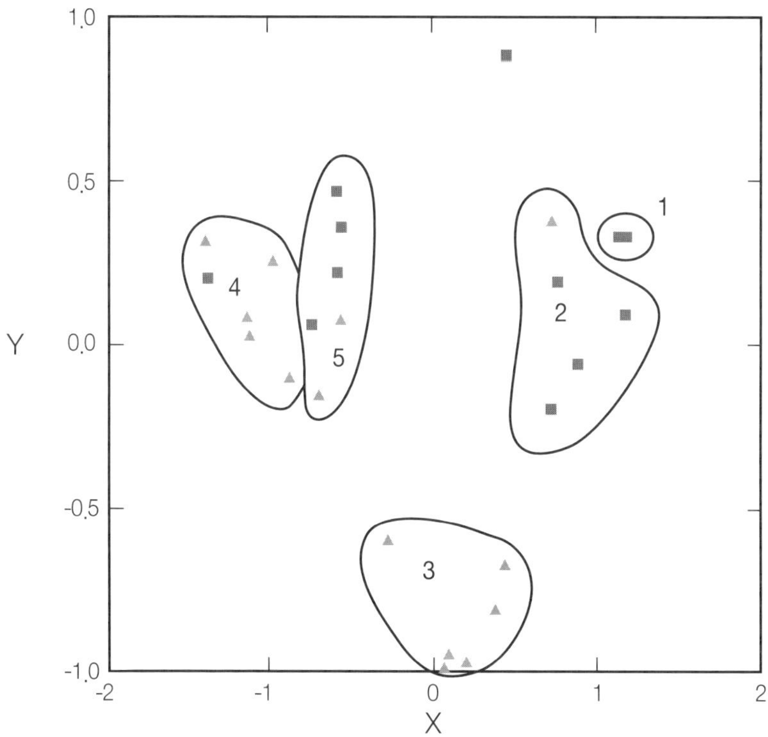

그림 4.7 정보 제공자들의 집에 대한 판단 유사성에 관한 다차원적 척도

논의

이 사례는 논리주도적 틀과 자료주도적 틀 모두의 구성 요소를 사용한다. 이 두 종자들은 초기 연구에서 결정된 중요한 이론적 준거의 기초 위에서 선택되었다. 그 후 전문가 정보 제공자들의 가구 분류가 이루어짐에 따라 “눈덩이식 표본 추출”을 이용하여 정보 제공자들을 발견해 나가는 새로운 과정이 진행되었다.

이상에서 기술한 방법들은 현장에서 자료 수집의 요구 사항을 만족시키고 비교가능성 혹은 부분 반복을 위한 적절한 준거를 제공한다는 측면에서 중요한 장점을 갖는다. 첫째로 지역 연구를 시작하는 것이 종종 어렵다. 특히 질적 자료 수집에 관해서는 더욱 그렇다. 눈덩이식 표본 추출의 절차는 방법론적으로나 이론적으로 의미 있는 방식으로 지역을 가로질러 나아가는 명백한 수단들을 제공한다. 문화기술자는 면담 과정을 쉽게 추적할 수 있다 (Werner, 1989). 지역 구성원 간의 사회적 관계를 계층, 인종, 수입, 그리고 종교 등에 기초하여 이해할 수 있다. 이들 관계에 대한 이해는 지역 사회에서의 지위, 이웃에서의 위치, 한 개인이 다른 사람에게 미치는 어떤 특별한 영향 (예를 들면 특히 활발한 교회 구성원)에 기초하여 주요 정보 제공자를 선택할 수 있는 기회를 제공한다.

둘째, 초기 사례와 유사하게 정보 제공자들을 비공식적인 중개 특성들 (예를 들면 다른 집단과의 연결) 혹은 전체로서의 집단 혹은 지역 사회 안에서의 그들의 중심적 지위에 기초하여 선택할 수 있다. 예를 들면 두 명의 정보 제공자들이 두 개의 동떨어진 종자 표본을 연결하는 것을 알 수 있다. 이 개인들은 지역 내에서 사회경제적으로 두드러진 집단들을 연결시키는 요소에 관한 가치 있는 정보를 제공할 수 있다 (예: 종교).

셋째, 이러한 추천 양식은 다른 정보 제공자들에게 신뢰성과 함께 더 나은 접근성을 제공할 수 있다. 나는 연구의 초기 단계에서 잠재적인 정보 제공자들이 보내는 의심의 눈초리를 받았고 때로는 적대심도 느꼈다. 중간 규모의 중서부 마을에서 조사하고 있었기 때문에 나는 이런 행동이 꽤 당혹스러웠다. 플로리다주 마이애미에서의 연구에서도 이와 유사한 경험을 하였다. 내가 도착하기 한 달 전에 이미 지역 거주자들에게 “가가호호 방문과 전화 판매를 이용한 사기 수법을 주의하라”는 경고 기사가 지역 신문에 실렸다는 것을 나중에서야 알게 되었다.

일부 정보 제공자들이 나에게 알려준 바에 따르면, 처음에는 그들이 나를 "식료품" 상인으로 생각했었다는 것이다. 실제로 한 정보 제공자는 "그가 전에도 동일한 조사를 해 갔고" 나로부터 "어떤 식료품도 사고 싶지 않았다"고 진술하였다.

나는 정보 제공자들의 사회세계를 이해하고 교회 목사의 소개를 받은 후에서야 그와 그의 가족을 면담할 수 있었다. 또 노년의 한 과부는 내가 그녀의 가장 친한 친구 중 한 사람, 즉 이전 정보 제공자의 이름을 말했기 때문에 문을 열어주었다고 진술했다. 이 방법이 정보 제공자에 접근하기 위한 상황에서 아주 가치 있는 것으로 입증되었다. 결국 사람들은 미리 전화를 해서 내가 바로 도착할 것이라는 것을 다른 사람에게 알려주었다. 나는 종종 문에서 인사를 받게 되었고 농담으로 "물고기 인간 (the fish man)"이라고 불리기도 했다.

마지막으로 이 절차는 반복과 비교가능성의 기회를 제공한다. 유사한 이론적 가정과 방법을 사용한 다른 문화기술자들은 동일한 혹은 유사한 지역에서 관련된 가설을 검증할 수 있어야만 한다.

이들 자료를 이용한 예비 분석에서 Johnson과 Boster (1990)는 다양한 육류의 유사성을 인지하는데 계급이 중요한 영향을 미치는 것을 알게 되었다. 정보 제공자와의 비공식적 면담은 사회관계의 성립과 유지를 위한 제도적 기반을 알 수 있도록 확인하는데 도움을 주었을 뿐만이 아니라, 인식의 다양성을 설명함에 있어서도 중요한 고려 사항이 되었다. 하위 계층의 표본에서 상호 작용의 사회적 맥락은 교회인 반면, 상류층 표본은 컨트리 클럽이었다. 음식은 첫 번째 표본의 구성원들 간의 상호작용에서는 주변적 측면이었던 반면, 두 번째 표본의 구성원들에서는 중심 측면이 되었다 (즉 그들은 서로 자주 만나 함께 식사했다). 이와 같이 음식은 상류층 표본의 구성원들 간의 계층 관련 사회적 상호작용에서 더욱 두드러졌다.

요약

이 장에서 제시한 4개의 예시는 이론에 근거한 틀과 자료에 근거한 틀을 적용할 때 그 둘 간의 균형을 설명한다. 각 사례에서 선택을 위한 초기 매개 변수는 이론적 근거에서 결정되었고 이어진 선택은 자료에서 새롭게 나타난 특성들에 근거하여 이루어졌다. 엘리트 연구를 보면, 초기의 정보 제공자들은 이론적으로 중요하다고 보았던 특성에 근거하여 선택하였다. 그 다음에는 정보 제공자들을 소개받거나 눈덩이식 표본 추출 절차에 의해 선택하였다. 크랩 타운과 파인 토치키스의 연구를 보면, 어업 참여자들의 공식 목록 (주 자격증 리스트)에 나와 있는 이름들을 지역 정보 제공자들에게 제시해서 평가 (파일 분류) 하도록 하는 다단계 방법을 이용하였다. 참여자와의 완전한 면담 혹은 눈덩이식 절차를 통한 평가 결과에 기초하여 면담이 계속적으로 이루어졌다. 각 사례에서 하위 집단 회원의 자격과 관계적 속성 (예: 중심성)에 기초하여 주요 정보 제공자들을 선택할 수 있었고, 이것은 행위자들의 체계 내 하위 집단 전역에 걸친 전략적 적용 범위를 확보해 주었다. 마지막 사례 또한 눈덩이식 절차를 편입시켰지만, 엘리트 연구에서 종자의 초기 선택은 진행되는 연구에서 이론적으로 중요하다고 고려되는 요인들에 기초하였다 (예: 사회경제적 지위).

각주

1. 중심성 점수는 UCINET(Windows software for analyzing social network data)라는 네트워크 분석 패키지를 이용하여 계산되었다.
2. 어부 B와 K는 그들의 배에 승선한 문화기술자들에 의해서 주요 정보 제공자들로 이용되었다.
3. 이는 질문지가 타당성 없이 완전한 신뢰성을 낳았던 사례의 예이다.
   “당신 수입의 몇 퍼센트가 영리적 어업으로부터 나온 것인가?” 라는 질문이 "상류로 계급화된" 어부들 모두로부터 100% 응답을 얻게 하였다. 그러나 이들 중 많은 어부들이 연금과 투자 소득이 있었다는 것은 분명하다. 어부 9는 질문지로부터 얻은 응답의 교차 타당성을 보는데 포함되었다.
4. 한 가지 예외는 배우자 상실과 종종 관련이 있다. 더욱이 건강에 대한 관심은 노인의 식단 변화에 있어 중요한 역할을 하여 왔다.

5. 미래에 대한 조망

마지막 장은 두 가지 목적을 갖는다. 첫째, 초기에 언급된 문화적 합의 모형(Romney 등, 1986)이 정보 제공자 선택에 잠정적으로 유용한지에 대해 더욱 자세하게 고찰할 것이다. 이 모형의 최근 도입은 넓은 활용성에는 제한점이 있어, 우리는 정보 제공자 선택을 위한 잠재적 적용을 탐색해서 미래를 예견하고자 한다. 둘째, 선택 준거의 관점에서 앞 장들을 통합하는 간략한 맺음말을 제시하려고 한다.

새로운 관심: 지식과 선택

제 2장에서 지식의 변이 (예: 문화적 지식)가 정보 제공자 선택에 중요한 함축성을 지니고 있다는 생각을 간략히 피력하였다. 어떤 사람은 우리가 공유하는 것을 문화로 보는 것은 "비생산적(Gardner, 1976)" 이라는 것이 그러한 변이의 증거라고 지적한다. 문화란 공유된 것(Gardner, 1976) 혹은 변이의 평균(D'Andrade & Fenton, 1970)이라는 생각을 방어하려고 Boster(1985, 1986)는 중요한 곡물인 마니옥 (카사바식물)에 대한 페루의 아과루나 지역에서의 지식의 변동을 연구하였다. 그는 마니옥을 알아보는 한 가지 모형을 발견하였고 그 모형 안에서의 변이는 노동의 성별 분배, 친족이나 거주하는 집단의 회원 자격, 그리고 개인적인 전문성이 작용하였다고 보고하였다. 그가 주목한 바와 같이 이 작업은 정보 제공자 선택에 있어 중요한 함축성을 지닌다:

> *이 작업에서 한 가지 함축하는 것은 주요 정보 제공자의 이용에 있어서 당장은 해로운 경험이 결국에는 그렇게 나쁘지 않을 것이라는 점이다. 아과루나의 마니옥을 식별하는 사례에서 어떤 연구자는 다른 연구자보다 문화적 모형에 대해 더 많은 지식을 지닌 정보 제공자를 선택할 수 있다. 나이든*

여성들에게는 마니옥에 대한 지식이 "개인 능력의 합일체"를 나타낸다 (Werner, 1969:333)는 점에서, 무엇이든지 아는 정보 제공자라는 Werner의 이상에 근접하다. 그들의 식별에서 벗어난 것은 대개 시행착오 혹은 무지의 결과로 간주할 수 있다. 조심성 있는 문화기술자라면 그 사회의 나머지에 관한 지식의 기반 위에서 면담을 위해 이 여인을 선택할 것이다. 문제는 오직 변이 연구를 통해서만 문화기술자가 올바른 선택을 하였음을 확신할 수 있다는 것이다 (Boster, 1985, pp. 193-194).

주어진 영역에서 문화 지식의 단일 모형이 존재한다는 생각과 모형으로부터 개개인의 일탈이 결정될 수 있다는 생각은 Romney 등 (1986)의 문화적 합의 모형에서 일정한 형태를 갖추게 되었다. 이 모형은 합의를 공유된 지식의 반영으로 보았고, 어떤 개인은 다른 사람보다 문화 체계를 잘 안다는 사실을 인정했는데, 이는 개인의 지식 수준을 정보 제공자 간의 동의로부터 측정할 수 있다는 것을 의미하였다. 이와 같이 모델 내 변이를 연구할 때 지식 수준 혹은 정보 제공자의 "능력"을 평가하기 위한 체계적인 수단을 활용할 수 있다.

사례 H: 합의와 선택

이전 연구에서 얻은 자료의 가설적 연장으로 초기 사례의 형식에서 출발하여 문화적 합의 모형의 유용성을 증명하고자 한다. 합의 이론이 정보 제공자를 선택하는데 있어서 커다란 잠재적인 도움이 된다 할지라도, 오늘날 이러한 도입을 널리 적용하기에는 한계가 있다. 그러므로 우리는 Boster 등 (1987)의 대학 행정사무실 연구에서 얻어진 사회 구조의 인식에 대한 자료를 가지고, 이러한 경우 합의가 정보 제공자 선택에 어떻게 적용될 수 있는지를 보여주고자 한다.

원래의 연구는 "사회적 지위와 사회 구조에 관한 다른 사람들과의 합의 관계"를 검증하는데 흥미를 가졌었다 (Boster et al., 1987, p. 377). 이 연구의 중요한 부분은 사무실에서의 사회 구조에 대한 지식이 어떻게 분배되는지에 관심을 가졌다. 우리의 목적을 달성하기 위해 사회 구조에 관한 지식이 정보 제공자 선택의 중요한 기초라고 가정할 것이다. 우리는 정보 제공자로서 가장 유능한 개인을 원한다. 여기서 유능함은 합의에 맞는 개인적 적합성에 따라 결정된다.

집단 구조에 대한 지식

두 종류의 예비 자료는 이들 행정사무실의 16명의 구성원으로부터 수집되었다. 여기에는 사무실에 있는 모든 행위자들 간의 유사성에 대한 자발적인 판단을 포함하였고 두 종류의 조언 순위, 즉 업무 조언과 개인적 조언을 포함하는 네트워크 자료가 포함되었다. 여기서 논의는 전자에 집중할 것이다. 자유로운 유사성 판단은 파일 분류 작업과 삼각 관계 검사 두 가지에 기초하였다. 삼각 관계 검사에서 세 명의 행위자 가운데 다른 둘과 가장 다른 행위자가 누구인지 판단하도록 정보 제공자에게 요구하였다. 불완전 균형 블록 설계 (Burton & Nerlove, 1976)는 16명의 행위자들의 각 쌍 중 어느 쌍이 정확하게 두개의 삼각 관계 세트에서 발견되는지를 알아보는데 이용되었다. 80개의 분명한 삼각 관계의 결과는 무작위 순서로 16명의 정보 제공자 각각에게 제시되었다. 파일 분류 작업은 앞에서 논의했던 내용들과 비슷했다. 정보 제공자들에게 사무실 행위자들의 이름을 그들 생각에 서로 가장 비슷하다는 점에 따라 원하는 만큼 많은 파일로 분류하도록 요구하였다.

집단에 대한 지각된 구조 혹은 그 구성원 간의 근접성에 대한 자료는 개별 수준과 집합 수준에서 분류되었다. 16명의 정보 제공자에 관한 유사성 매트릭스는 판단된 유사성 자료로부터 만들어졌다. 집합의 유사성 매트릭스는 두 과정에서 각각 16명의 정보 제공자를 모두 횡적으로 포함한 수를 합하여 만들어졌다. 행위자들 간의 합의 혹은 사회 구조에 관한 정보 제공자들 간의 공유 지식은 개인별 유사성 매트릭스 사이의 상관관계에 기초하여 결정되었다. 이는 삼각 관계 검사와 파일 분류 자료에 대한 정보 제공자 간의 두 개의 합의 매트릭스로 나타났다. 우리는 삼각 관계 검사로부터 이끌어낸 합의 매트릭스에 초점을 둘 것이다.

최소 잔여요인 분석은 개인적 "능력"을 해결하기 위하여 사용되어 왔다. 능력은 개개인의 반응이 집단의 나머지의 반응과 얼마나 잘 상호 연관되어 있는가와 유사하다. 삼각 관계 검사에 기초한 정보 제공자 간의 합의 매트릭스는 문화적 합의 모형에 적합하다. 이미 언급한 바와 같이 모형은 합의가 공유 지식을 반영한다는 생각을 형태로 나타낸 것이고 어떤 정보 제공자는 다른 사람보다 더 많은 지식을 가질 것으로 기대되기 때문에 개개인의 지식 수준, 즉 능력은 정보 제공자 간의 합의로부터 측정될 수 있다. 만약 매트릭스가 모형에 적합하다면 단일 요인해가 있어야 하는데 첫 번째 요인에 음수의 점수를 갖지 않고 첫 번째 고유값(eigen value)은 모든 다른 값과 비교하여 상대적으로 커야만 한다. 이 경우 삼각 관계 검사 자료가 모형에 딱 맞는다. 첫 번째 요인에는 음수 점수가 없고, 첫 번째 고유값은 다음의 고유값 보다 6.7배 컸다.

표 5.1 행위자 16인의 능력 점수

행위자	점수	근로자의 지위
1	0.856	전문 직원
2	0.625	보조 직원
3	0.563	보조 직원
4	0.901	대학원생
5	0.830	보조 직원
6	0.871	보조 직원
7	0.630	전문 직원
8	0.757	대학원생
9	0.700	학부생
10	0.291	학부생
11	0.775	보조 직원
12	0.217	학부생
13	0.689	학부생
14	0.522	학부생
15	0.700	전문 직원
16	0.895	전문 직원

모형에서 나타내는 바와 같이 능력 혹은 지식 수준은 표 5.1에 있는 사무실의 16명의 행위자 각각을 보여준다. 이러한 행위자의 순위 서열은 개개인의 능력 혹

은 지식은 사무실의 지위에 따라 어느 정도 다양함을 보여준다. 높은 지위의 행위자들은 낮은 지위의 행위자들보다 서로 더 합의하려는 경향이 있다. 그림 5.1은 이것을 그래프로 보여준다. 이 그림은 삼각 관계 자료에 기초한 정보 제공자 간의 합의 매트릭스의 다차원적 척도이다. 사무실에서의 각각의 공식적인 위치는 기호로 표시하였다: 전문 직원은 원으로, 보조 직원은 삼각형, 대학원생 근로자는 네모, 그리고 학부생 근로자는 다이아몬드형으로 표시하였다. 동의를 더 많이 하는 행위자 혹은 합의에 더 잘 맞는 사람은 그림의 중앙에 있는 반면, 주변에 있는 사람은 합의를 하는 경향이 적었다.

만약 사회구조의 지식에 관한 능력 (지각된 근접성으로 결정된)이 정보 제공자 선택에서 더 중요하게 고려하여야 할 사항이라고 생각한다면, 사무실에 있는

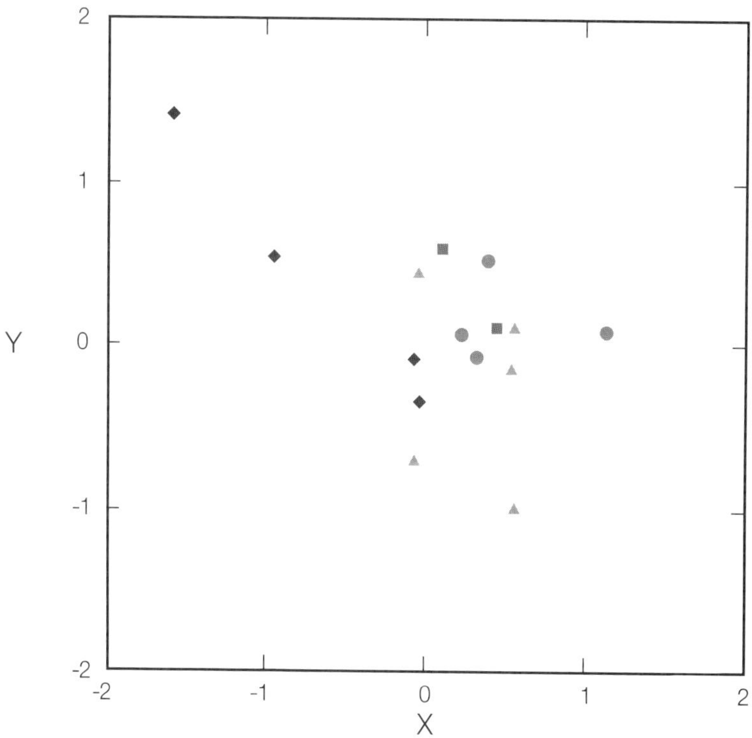

그림 5.1 정보 제공자 간의 합의 매트릭스 척도
▲ 보조직원 ■ 대학원생 ● 전문직원 ◆ 학부생

몇몇 행위자들이 다른 행위자들보다 더 좋은 정보 제공자가 될 것 같다. 그림의 중앙이나 가장 높은 능력이나 지식을 가진 사람이 주변 사람들보다 확실히 낫다. 그러므로 이 경우 학부생 근로자는 사무실 사회 구조에 관한 상세한 정보를 얻는 데 있어 가장 좋은 정보 제공자는 되지 못할 것이다.

논의

이 절차는 Robbins 등 (1969)의 예, 즉 제 3장의 사례 C와 유사한 장점을 제공한다. 개개인은 그들이 지닌 상대적인 지식 혹은 신뢰성 측면에서 이해될 수 있고, 이는 정보 제공자나 주요 정보 제공자를 서로 바꿀 수 있고 대치하는 것을 가능하게 한다. 개인 능력의 결정은 문화적 영역의 지식에 있어서 개인의 차이로 인한 잠재적인 선택의 편향을 보다 잘 이해할 수 있도록 한다. 그 결과 더 잘 알고 있는 정보 제공자를 선택하는데 더욱 확신을 준다.

분석틀에 관해서, 이는 새롭게 출현한 선택 방법의 또 다른 좋은 사례이다. 준거 1의 고려 사항은 삼각 관계 검사에 개별적으로 접근한 것에 기초하여 결정된다. 그러나 이는 문장 완성 과제, 진위 검사 혹은 지식의 한 영역 안에서의 전문성 혹은 능력을 평가하기 위한 여러 가지 다른 수단에 그저 쉽게 접근하는 것일 수 있다. 합의 모형은 정보 제공자 간의 합의를 측정하는 것에서 부터 개인의 능력(지식 수준)을 측정하는 것을 가능하게 한다. 일단 상대적인 능력을 알게 되면, 연구자는 편향적일 것이라는 두려움 없이 최종 선택을 위해 준거 2의 고려 사항을 이용할 수 있다 (예를 들면, 문화에 대한 검증된 지식을 소유한 "협동적인" 정보 제공자를 알 수 있게 되어 더욱 심도 있게 면담할 수 있다). 이는 정보 제공자는 준거 2의 수많은 고려 사항뿐만 아니라 문화에 대한 지식에 기초하여 선택되어야 한다는 Spradley와 McCurdy (1972)의 제안과 일치한다.

이러한 분석은 최근 대부분 휴대용 개인 컴퓨터로 이용할 수 있는 소프트웨어를 가지고 현장에서 수행할 수 있다. 손으로 계산하여 상대적인 능력을 결정히는 방법은 Bernard (1988)에 의해 논의되었다. 합의 모형의 보다 상세한 취급 방법은 Romney 등 (1986), Weller와 Romney (1988), 그리고 Bernard (1988)에서 찾아 볼 수 있다 (예를 들면, 표본 크기와 도구 제작).

맺는 말

앞 장에서는 문화기술적 연구에서 정보 제공자 선택에 대한 이론적 근거의 사례를 다양하게 제공하였다. 각각의 사례에서 이론적 기능과 정보 제공자의 대표성에 대해 관심을 가졌다. 그러한 기능과 대표성은 이론에 근거한 분석틀이나 자료에 근거한 분석틀을 이용하여 결정되었다. 어떤 경우에는 정보 제공자 선택을 위한 결정 인자들이 전적으로 이론에 근거하는 (예, 사례 A) 반면, 다른 경우에는 근본적으로 새롭게 나타났거나 자료에 근거한 것이었다 (예, 사례 E). 그러나 대부분의 경우 두 요소 모두 정보 제공자 선택의 분명한 이론적 근거를 개발하는 데 한 몫을 하였다.

일단 행위자들의 체계 내에서 대표성이 이해되면 그들의 궁극적인 선택을 위해 잠재적인 정보 제공자들의 개인적인 특징들이 역할을 담당할 수 있다. 생각을 분명하게 표현할 수 있는 능력, 기꺼이 참여하고자 하는 의지, 신실성, 그리고 다른 개인적 속성들은 검토 장치가 된다. 이 시점에서 개인적 속성들은 잠재적인 편견의 위험을 적게 하면서 선택 과정을 조종할 수 있게 한다. 그러나 이 책에서 제시된 사례에서 조차도 여전히 정보 제공자의 선택 과정과 이론적 근거에 대해서 더욱 상세하게 기술해야 할 필요성이 남아 있다. 보다 더 양적 지향적인 작업에서 확률 표본 설계와 이론적 근거가 분명하게 기술되어야 한다. 이는 독자로 하여금 어떤 종류든지 편견의 개입 가능성이 있다는 관점에서 설계의 적절성을 평가할 수 있도록 한다. 더욱이 그런 상세한 설명은 검증 노력을 촉진한다. 마찬가지로 미래의 문화기술적 연구는 정보 제공자 선택의 정당화에 관한 논의와 세부 설명을 더욱 많이 포함시켜야 한다. 비확률 표본 설계에 대한 기술과 논의는 논문, 저서, 그리고 연구 제안서 등에서 문화기술적 연구 방법에 관한 일반적인 논의에 포함시켜 기술되어야 한다. 최소한 자세한 주석 혹은 부록에 포함되어 있는 것이 바람직하다. 이러한 형태의 기술은 문화기술적 연구물이 갖는 이야기하기 식의 특징을 방해하지 않으면서도 방법에 대한 타당한 설명서를 제공하는 이점을 갖는다.

요약하면, 정보 제공자 선택을 위한 명백한 절차의 활용은 분명한 의미를 가진다. 문화기술자가 사용한 방법과 절차를 더 잘 이해하면 할수록, 연구 결과에 대한 부분적 반복 혹은 비교가능성의 기회가 더욱 높아진다. 이러한 노력은 사회과학에서의 후속적인 지식 축적의 기회를 높일 것이고 이러한 누적 사업에서 문화기술적 연구와 질적 연구 방법이 더욱 중심적인 역할을 하게 될 것이다.

참고문헌

Adler, P. A., & Adler, P. (1987). *Membership roles in field research.* Newbury Park, CA: Sage.

Agar, M. H. (1980). *The professional stranger: An informal introduction to ethnography.* New York: Academic Press.

Arnold, D. O. (1970). Dimensional sampling: An approach for studying a small number of cases. *American Sociologist, 5*, 147-150.

Baltzel, D. (1958). *Philadelphia gentlemen.* New York: Free Press.

Berlin, B., Breedlove, D. E., & Raven, P. H. (1968). Covert categories and folk taxonomies. *American Anthropologist, 70*, 290-299

Bernard, H. R. (1988). *Research methods in cultural anthropology.* Newbury Park, CA: Sage.

Bernard, H. R., & Killworth, P. D. (1977). Informant accuracy in social network data, II. *Human Communications Research, 4*, 3-18.

Bernard, H. R., Killworth, P. D., & Sailer, L. (1980). Informant accuracy in social network data IV: A comparison of clique-level structure in behavioral and cognitive network data. *Social Networks, 2*, 191-218.

Bernard, H. R., Killworth, P. D., & Sailer, L. (1982). Informant accuracy in social network data V: An experimental attempt to predict actual communication from recall data. *Social Science Research, 11*, 30-66.

Bernard, H. R., Killworth, P. D., Sailer, L., & Kronenfeld, D. (1984). On the validity of retrospective data. *Annual Review of Anthropology, 13*, 495-517.

Blau, P. M. (1964). The research progress in the study of the dynamics of bureaucracy. In P. E. Hammond (Ed.), *Sociologists at work.* New York: Basic Books.

Borman, K. M., LeCompt, M. D., & Goetz, J. P. (1986). Ethnographic and qualitative research design and why it doesn't work. *American Behavioral Scientist, 30*(1), 42-57.

Boster, J. S. (1985). Requiem for the omniscient informant: There's life in the old girl yet. In J. Dougherty (Ed.), *Directions in cognitive anthropology.* Urbana: University of Illinois Press.

Boster, J. S. (1986). Exchange of varieties and information between Aguaruna manioc cultivators. *American Anthropologist, 88*, 428-436.

Boster, J. S., & Johnson, J. C. (1989). Form or function: A comparison of expert and novice judgments of similarity among fish. *American Anthropologist, 91*(4), 866-889.

Boster, J. S., Johnson, J. C., & Weller, S. C. (1987). Social position and shared knowledge: Actors' perceptions of status, role, and social structure. *Social Networks, 9*, 375-387.

Brim, J. A., & Spain, D. H. (1974). *Research design in anthropology: Paradigms and pragmatics in the testing of hypotheses.* New York: Holt, Rinehart & Winston.

Burt, R. S. (1982). *Toward a structural theory of action.* New York: Academic Press.

Burton, M., & Nerlove, S. B. (1976). Balanced designs for triads tests: Two examples from English. *Social Science Information, 5*, 247-267.

Campbell, D. T. (1955). The informant in quantitative research. *American Journal of Sociology, 60*, 339-342.

Cohen, M. D., March, J. G., & Olsen, J. P. (1972). A garbage can model of organizational choice. *Administrative Science Quarterly, 17*, 1-25.

Coleman, J. S. (1958). Relational analyses: The study of social organization with survey methods. *Human Organization, 17*, 28-36.

Collier, J. (1957). Anthropology: A report on two experiments. *American Anthropologist, 59*, 843-859.

Cook, T., & Campbell, D. T. (1979). *Quasi-experimentation: Design and analysis for field settings.* Chicago: Rand McNally.

Crawford, M. (1989). Utah looks to Congress for cold fusion cash. *Science, 244*, 522-523.

Cruz, M. (1987). *The Cuban fishermen of Key West.* Unpublished master of arts thesis, Rutgers University.

Dahl, R. A. (1961). *Who governs? Democracy and power in an American city.* New Haven, CT: Yale University Press.

Dalton, M. (1964). Preconceptions and method. In P. E. Hammond (Ed.), *Sociologist at work.* New York: Basic.

D'Andrade, R. G. (1970). *Culture shared and unique.* Paper presented at the annual meetings of the American Anthropological Association.

D'Andrade, R. G. (1976). A propositional analysis of U.S. American beliefs about illness. In K. H. Basso & H. A. Selby (Eds.), *Meaning in anthropology.* Albuquerque: University of New Mexico Press.

Domhoff, G. W. (1970). *The higher circles: The governing class in America.* New York: Random House.

Douglas, J. D. (1976). *Investigative social research.* Beverly Hills, CA: Sage.

Dow, M. (Ed.). (1989). Comparative analysis [Special issue]. *Journal of Quantitative Anthropology, 1*(4).

Fabrega, H., & Manning, P. K. (1972). Health maintenance among Peruvian peasants. *Human Organization, 31*, 243-256.

Fielding, N. G., & Fielding, J. L. (1987). *Linking data.* Newbury Park, CA: Sage.

Freeman, L. C. (1979). Centrality in social networks I: Conceptual clarification. *Social Networks, 1*, 215-239.

Freeman, L. C., Fararo, T. J., Bloomberg, W., Jr., & Sunshine, M. H. (1963). Locating leaders in local communities: A comparison of some alternative approaches. *American Sociological Review, 28*, 791-798.

Freeman, L. C., Roeder, D., & Mulholland, R. (1979). Centrality in social networks II: Experimental results. *Social Networks, 2*, 119-141.

Freeman, L. C., & Romney, A. K. (1987). Words, deeds, and social structure. *Human Organization, 46*, 330-334.

Freeman, L. C., Romney, A. K., & Freeman, S. C. (1987). Cognitive structure and informant accuracy. *American Anthropologist, 89*, 310-325.

Gardner, P. (1976). Birds, words, and a requiem for the omniscient informant. *American Anthropologist, 3*, 446-468.

Garro, L. C. (1986). Intracultural variation in folk medical knowledge: A comparison between curers and noncurers. *American Anthropologist, 88*, 351-370.

Geertz, C. (1973). *The interpretation of cultures: Selected essays.* New York: Basic Books.

Glaser, B. G., & Strauss, A. L. (1967). *The discovery of grounded theory: Strategies for qualitative research.* Chicago: Aldine.

Glass, G. V (1976). Primary, secondary, and meta-analysis of research. *Educational Researcher, 5*, 3-8.

Griffith, D. C., & Johnson, J. C. (1988). *Eat mo' fish: Using anthropology to increase and diversify seafood consumption in the U.S.* Paper presented at the annual meetings of the Society for Applied Anthropology, Tampa, FL, and at Marine Resource Utilization: A Conference on Social Science Issues, Mobile, AL.

Griffith, D. C., Johnson, J. C., & Murray, J. D. (1988). *Social and cultural dimensions among seafood consumers: Implications for consumer education.* Proposal to the University of North Carolina Sea Grant College Program.

Hively, W. (1989). Cold fusion confirmed. *American Scientist, 77*, 327.

Holbert, D., & Johnson, J. C. (1989). Using prior information in fisheries management: A comparison of classical and Bayesian methods for estimating population parameters. *Coastal Management, 17*, 333-347.

Honigmann, J. J. (1970). Sampling in ethnographic fieldwork. In R. Naroll & R. Cohen (Eds.), *Handbook of method in cultural anthropology.* New York: Columbia University Press.

Hunt, R. G. (1970). *Strategic selection: A purposive sampling design for small numbers research, program evaluation, and management.* Buffalo: State University of New York, Survey Research Center.

Jacobs, J. (1977). *Statesville: The penitentiary in mass society.* Chicago: University of Chicago Press.

Jick, T. D. (1983). Mixing qualitative and quantitative methods: Triangulation in action. In J. Van Maanen (Ed.), *Qualitative methodology.* Beverly Hills, CA: Sage.

Johnson, J. C. (1981). *Cultural evolution and the organization of work: Scarcity and resource management in an Alaskan fishery.* Unpublished doctoral dissertation, University of California, Irvine.

Johnson, J. C. (1982). *Of strangers and outsiders: Ethnography and serendipity in coastal communities.* Paper presented at the annual meetings of the American Anthropological Association, Washington, DC.

Johnson, J. C. (1986). Social networks and innovation adoption: A look at Burt's use of structural equivalence. *Social Networks, 8,* 343-364.

Johnson, J. C., & Boster, J. S. (1990). *Of pigs, cows, chickens, and shrimp: Community structure and cognitive variability.* Paper presented at the annual Social Network Conference, San Diego, CA.

Johnson, J. C., Boster, J. S., & Holbert, D. (1989). Estimating relational attributes from snowball samples through simulation. *Social Networks, 11,* 135-158.

Johnson, J. C., & Miller, M. (1986). Behavioral and cognitive data: A note on the multiplexity of network subgroups. *Social Networks, 8,* 65-77.

Johnson, J. C., & Murray, J. D. (1989). *Social structure and technology transfer: Applications in extension.* Paper presented at the annual meeting of the Society for Applied Anthropology, Santa Fe, NM.

Johnson, J. C., & Orbach, M. K. (in press). A fishery in transition: The impact of urbanization on Florida's spiny lobster fishery. *City and Society.*

Johnson, J. C., Orbach, M. K., & Waters, J. (1987). *Limited entry alternatives for the Florida spiny lobster fishery: A preliminary analysis.* Report to the Gulf of Mexico and South Atlantic Fishery Management Councils.

Kempton, W. (1981). *The folk classification of ceramics: A study of cognitive prototypes.* New York: Academic Press.

Killworth, P. D., & Bernard, H. R. (1976). Informant accuracy in social network data. *Human Organization, 35,* 269-286.

Killworth, P. D., & Bernard, H. R. (1979). Informant accuracy in social network data III: A comparison of triadic structures in behavior and cognitive data. *Social Networks, 2,* 19-46.

Kimball, S. T., & Partridge, W. L. (1979). *The craft of community study: Fieldwork dialogue.* Gainesville: University Presses of Florida.

Kirk, J., & Miller, M. L. (1986). *Reliability and validity in qualitative research.* Beverly Hills, CA: Sage.

Krackhardt, D. (1990). Assessing the political landscape: Structure, cognition, and power in organizations. *Administrative Science Quarterly, 35*(2), 342-369.

Krackhardt, D., & Kilduff, M. (1990). Friendship patterns and culture: The control of organizational diversity. *American Anthropologist, 92,* 142-154.

Krenz, C., & Sax, G. (1986). What quantitative research is and why it doesn't work. *American Behavioral Scientist, 30,* 58-69.

Kruskal, J. B., & Wish, M. (1978). *Multidimensional scaling.* Beverly Hills, CA: Sage.

Lastrucci, C. L. (1963). *The scientific approach: Basic principles of the scientific method.* Cambridge, MA: Schenkman.

Manning, P. K., & Fabrega, H., Jr. (1976). Fieldwork and the "new ethnography." *Man: The Journal of the Royal Anthropological Institute, 2*, 39-52.

Marcus, G. E. (1986). Contemporary problems of ethnography in the modern world system. In J. Clifford & G. E. Marcus (Eds.), *Writing culture*. Berkeley: University of California Press.

McClintock, C. C., Brannon, D., & Maynard-Moody, S. (1983). Applying the logic of sample surveys to qualitative case studies: The case cluster method. In J. Van Maanen (Ed.), *Qualitative methodology*. Beverly Hills, CA: Sage.

McCracken, G. (1988). *The long interview*. Newbury Park, CA: Sage.

Mead, M. (1953). National character. In A. L. Kroeber (Ed.), *Anthropology today*. Chicago: University of Chicago Press.

Metzger, D., & Williams, G. E. (1966). Procedures and results in the study of native categories. *American Anthropologist, 68*, 389-407.

Miles, M. B., & Huberman, A. M. (1984). *Qualitative data analysis: A sourcebook of new methods*. Beverly Hills, CA: Sage.

Miller, M. L., & Johnson, J. C. (1981). Hard work and competition in an Alaskan Fishery. *Human Organization, 40*(2), 131-139.

Mitchell, J. C. (1967). On quantification in social anthropology. In A. L. Epstein (Ed.), *The craft of social anthropology* (pp. 17-64). London: Tavistock.

Notes and queries in anthropology. (1951). London: Routledge & Kegan Paul.

Ostrander, S. A. (1980). Upper-class women: Class consciousness as conduct and meaning. In G. W. Domhoff (Ed.), *Power structure research*. Beverly Hills, CA: Sage.

Pelto, P. J., & Pelto, G. H. (1975). Intra-cultural diversity: Some theoretical issues. *American Ethnologist, 2*, 1-18.

Pelto, P. J., & Pelto, G. H. (1979). *Anthropological research: The structure of inquiry*. Cambridge: Cambridge University Press.

Pinxten, R. (1981). Observation in anthropology: Positivism and subjectivism combined. *Communication and Cognition, 14*, 57-83.

Poggie, J. J., Jr. (1972). Toward quality control in key informant data. *Human Organization, 31*, 23-30.

Pollnac, R. B. (1975). Intracultural variability in the structure of the subjective color lexicon in Buganda. *American Ethnologist, 2*(1), 89-109.

Robbins, M. C., & Pollnac, R. B. (1969). Drinking patterns and acculturation in rural Buganda. *American Anthropologist, 71*(2), 276-285.

Robbins, M. C., Williams, A. V., Kilbride, P. L., & Pollnac, R. B. (1969). Factor analysis and case selection in complex societies. *Human Organization, 28*, 227-234.

Rogers, E. M., & Kincaid, D. L. (1981). *Communication networks: Toward a new paradigm for research*. New York: Free Press.

Rogers, E. M., & Shoemaker, F. F. (1971). *Communication of innovations*. New York: Free Press.

Romney, A. K. (1989). Quantitative models, science and cumulative knowledge. *Journal of Quantitative Anthropology, 1*(1/2), 153-223.

Romney, A. K., & Faust, K. (1983). Predicting the structure of a communications network from recalled data. *Social Networks, 4*, 285-304.

Romney, A. K., & Weller, S. C. (1984). Predicting informant accuracy from patterns of recall among individuals. *Social Networks, 4*, 59-77.

Romney, A. K., Weller, S. C., & Batchelder, W. H. (1986). Culture as consensus: A theory of culture and informant accuracy. *American Anthropologist, 88*, 313-338.

Rosenthal, R. (1984). *Meta-analytical procedures for social research*. Beverly Hills, CA: Sage.

Schwartzman, H. (1983). The ethnographic evaluation of human service programs: Guidelines and illustrations. *Anthropology Quarterly, 56*, 179-189.

Scott, W. R. (1965). Field methods in the study of organizations. In J. G. March (Ed.), *Handbook of organizations*. Chicago: Rand McNally.

Seidler, J. (1974). On using informants: A technique for collecting quantitative data and controlling measurement error in organization analysis. *American Sociological Review, 39*, 816-831.

Spindler, G. (1955). *Socio-cultural and psychological process in menomine acculturation.* Berkeley: University of California.

Spradley, J. P., & McCurdy, D. W. (Eds.). (1972). *The cultural experience: Ethnography in complex society*. Chicago: Science Research Associates.

Stake, R., & Easley, J. (Eds.). (1978). *Case studies in science education.* Urbana, IL: Center for Instructional Research and Curriculum Evaluation.

Tremblay, M. (1957). The key informant technique: A non-ethnographical application. *American Anthropologist, 59*, 688-701.

Tyler, S. A. (1969). *Cognitive anthropology.* New York: Holt, Rinehart & Winston.

Van Maanen, J. (Ed.). (1983). *Qualitative methodology.* Beverly Hills, CA: Sage.

Van Maanen, J. (1988). *Tales of the field: On writing ethnography.* Chicago: University of Chicago Press.

Wagley, C. (1983). Learning fieldwork: Guatemala. In R. Lawless, V. H. Sutlive, & M. D. Zamora (Eds.), *Fieldwork: The human experience.* New York: Gordan & Breach.

Waldrop, M. M. (1989). Cold water from Caltech. *Science, 24*, 523.

Warwick, D. P., & Lininger, C. A. (1975). *The sample survey: Theory and practice.* New York: McGraw-Hill.

Weller, S. C., & Romney, A. K. (1988). *Systematic data collection.* Newbury Park, CA: Sage.

Weller, S. C., & Romney, A. K. (in press). *Metric scaling: Correspondence analysis.* Newbury Park, CA: Sage.

Werner, O. (1969). The basic assumptions of ethnoscience. *Semiotica, 1*, 32-338.

Werner, O. (1989). Keeping track of your interviews I. *CAM Newsletter, 1*(1), 6-7.

Werner, O., & Fenton, J. (1970). Method and theory in ethnoscience. In R. Naroll & R. Cohen (Eds.), *Handbook of method in cultural anthropology.* New York: Columbia University Press.

Werner, O., & Schoepfle, G. M. (1987). *Systematic fieldwork* (2 vols.). Newbury Park, CA: Sage.

Whyte, W. F. (1955). *Street corner society: The social structure of an Italian slum.* Chicago: University of Chicago Press.

Whyte, W. F. (1984). *Learning from the field: A guide from experience.* Beverly Hills, CA: Sage.

Young, F. W., & Young, R. C. (1961). Key informant reliability in rural Mexican villages. *Human Organization, 20*, 141-148.

저자 소개

JEFFREY C. JOHNSON은 미국 연안해양자원부의 부과학자이자 동부캐롤라이나 대학 사회학과 및 인류학과 부교수이다. 알래스카주 브리스톨만에 있는 한 피시 캠프에서 참여관찰자로 있으면서 문화기술적 연구를 수행하여 캘리포니아 대학교 어바인에서 박사 학위를 취득하였다. 연구 분야는 문화기술적 연구에서의 양적 방법과 질적 방법의 적용, 사회적 네트워크, 혁신에 관한 확산 모형, 소집단 역동성, 사회 구조와 인지 간의 관계 등이다. 논문은 사회학, 인류학, 해양학 학술지에 광범위하게 발표해 왔으며, 현재는 Journal of Quantitative Anthropology 학술지의 편집장으로 있다.

역자 소개

이 명 선

미국 버팔로 뉴욕주립대학교 간호학 박사

현 서울대학교 간호대학 교수

김 증 임

일본 동경대학교 간호학 박사

현 순천향대학교 간호대학 교수

이 윤 선

서울대학교 인류학 석사